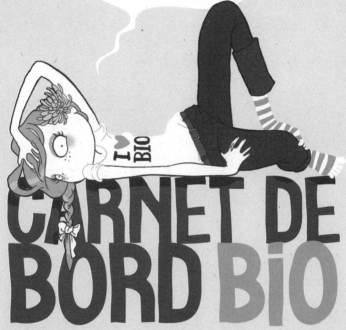

C'est BIO la vie !

I ♥ BIO

CARNET DE
BORD BIO

D1727844

imaginé par Nelly Clouet

illustré par Emma Tissier

SOMMAIRE

REPÈRES

Pour se repérer d'un seul coup d'oeil :

 Transports

 Logement

 Déchets

 Hygiène et Beauté

 Santé

 Mode

 Voyage

 Enfants

 Jardin

 Épargne

 Bureau

 Alimentation

 Énergie

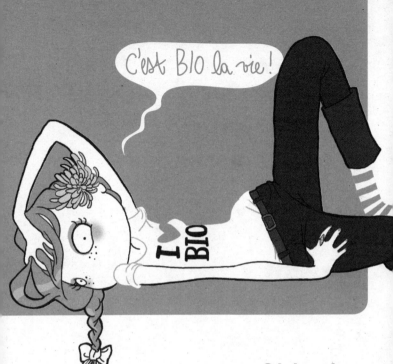

Au fil des
saisons

PRINTEMPS

Le tian de légumes

Ingrédients (Pour 5-6 personnes)

1 aubergine / 3-4 tomates
2 courgettes / 1 ou 2 oignons
1 ou 2 pommes de terre
condiments : thym, poivre, sel, huile d'olive
fromage râpé (avec modération....)

Mode d'emploi

- Couper la moitié de l'aubergine en très fines rondelles à disposer en couche au fond du plat.
- Faire de même avec les tomates, les oignons, les courgettes, les pommes de terre.
- Alterner les couches de légumes : pommes de terre, oignons, tomates, courgettes... jusqu'à remplir le plat.
- Important : toutes les deux ou trois couches de légumes, assaisonner avec le poivre, le sel et ajouter un peu de thym (ou du céleri).
- Astuce : en disposant les rondelles de tomates au-dessus des rondelles d'aubergine, le jus des tomates permet de mieux cuire l'aubergine.
- À la dernière couche de légumes, saupoudrer de fromage râpé et verser une rasade d'huile d'olive.
- Mettre au four et faire cuire 1h/1h30 à 180°C.

Variations et accompagnements

- Le tian de légumes se marie très bien avec des grillades et fera merveille en accompagnement d'un barbecue entre copines.
- Il peut également être accompagné d'un mélange de céréales pour l'apport en protéines : quinoa, boulgour...

Reconnaissable à sa forme et sa couleur, l'aubergine est une plante de la famille des Solanacées, que l'on cultive pour son fruit. Cru, ce fruit a la texture de l'éponge ; cuit, l'aubergine développe un goût riche et complexe. On la trouve dans les régions méridionales et sa récolte débute au mois de mars.

Incontournable de notre alimentation, la tomate appartient à la même famille. Consommable sous toutes les formes (fraîche, en sauce, purée, jus, soupe...) et sous tous les aspects : rouge, rose, violette, verte, zébrée, allongée, oblongue, en cœur, cerise, en grappe... Bref, elle ne lasse pas.

Alliée de poids pour celles qui veulent en perdre, elle est riche en eau (93 % environ), pauvre en calories (20 kcal pour 100 g), remplie d'éléments minéraux et de vitamines A, C, E.

Fruit ou légume ?

La question fait débat... En botanique, la tomate est un fruit puisqu'elle provient d'une plante à fleurs. Cependant, en cuisine, la tomate, qui n'a pas le goût sucré des autres fruits, est généralement servie en entrée, en salade, bref dans des préparations salées et non comme dessert.

C'est du propre !

ça y est le printemps est là, et avec lui cette envie frénétique de vider, de ranger, de nettoyer; d'astiquer... Bref va falloir que ça brille! Pour cela, on oublie les nombreux produits agressifs bourrés de composés chimiques qui ne font du bien ni à l'environnement, ni à la peau. Obtenez un maximum de brillance et un minimum de dépense en misant sur des produits basiques et efficaces : le bicarbonate de soude et le vinaigre blanc. Excellent détartrant, le premier vous permet de nettoyer salle de bains, évier, lavabo, sanitaires... Placé dans un récipient, il s'utilise également comme désodorisant pour le frigo ou la poubelle.

Le vinaigre blanc, dilué dans de l'eau, fait un excellent produit pour nettoyer les vitres ou la vaisselle. Une fois chauffé, il permet de détartrer bouilloires et cafetières. C'est aussi un produit dégraissant très efficace pour nettoyer, par exemple, votre micro-ondes : remplissez un bol moitié-eau, moitié-vinaigre blanc et portez à ébullition. Deux heures plus tard, vous obtenez un four impeccable.

Bon plan

Voici quelques astuces ménagères garanties 100 % naturelles :
- piquez un citron avec des clous de girofle pour chasser définitivement les mouches de votre intérieur ;
- recyclez le marc du café pour désodoriser et déboucher votre évier lorsque celui-ci est engorgé ;
- pour nettoyer vos vitres, prenez un chiffon imbibé de vinaigre blanc ou d'eau ! Puis, une fois les vitres sèches, frottez-les avec du papier journal roulé en boule.

Mes contacts utiles

- De nombreux magasins ou grandes enseignes vendent des produits d'entretien écologiques (Auchan, Monoprix, Carrefour, Franprix...)

- www.ecoconso.be

- www.greenzer.fr

- www.femininbio.com

- ....

- ....

- ....

- ....

Mes « bio-résolutions »

- J'élimine crèmes détergentes et autres produits dégraissants nocifs pour l'environnement et le PH de ma peau !

- Je teste des recettes de produits d'entretien à base de vinaigre blanc et de bicarbonate pour devenir une fée bio du logis !

- J'achète des produits portant l'éco-label européen qui respectent davantage l'environnement.

- ....

- ....

- ....

- ....

Au secours,
mes placards débordent !

Qui dit printemps, dit rangement ! Oui, mais voilà, avec notre frénésie d'achats compulsifs, impossible d'y voir plus clair. On achète et on stocke sans fin des tonnes de vêtements que l'on met peu ou pas...
En route pour la cure de désintoxication vestimentaire :

- avec quelques accessoires (boutons, rubans, feutrine...), on rafraîchit un vieux jean, une robe tristounette ou un manteau trop classique, et on obtient des pièces originales, terriblement tendance ;
- plutôt que d'écumer les boutiques habituelles, on innove en visitant puces et friperies, pour se faire un look unique et pointu !
- on privilégie les vêtements en coton bio : la culture du coton non bio est considérée comme étant la plus polluante (utilisation importante de pesticides) et sa production intensive est à l'origine de l'assèchement de la mer d'Aral. De plus en plus de marques (Ideo, Pachama, Somewhere...) proposent des vêtements éthiques en matières naturelles.

Bon plan

Le vide dressing est LA solution à la mode pour aérer son armoire. Choisissez une date et lancez vos invitations par mail. Le jour venu, étalez dans une pièce l'ensemble des vêtements dont vous souhaitez vous séparer, après avoir indiqué un prix pour chacun (propreté et bon état sont de rigueur). Si vous manquez de temps ou de place, créez votre propre blog de vide dressing ou utilisez le site : www.videdressing.com

Mes contacts utiles

- Pour acheter des vêtements d'occasion : www.ebay.fr

- www.emmaus-france.org

- Friperie Guerissol : 67, avenue de Clichy 75017 Paris (métro : La Fourche)

- www.coudre-broder-tricoter.com

- Pour organiser son vide dressing virtuel : www.videdressing.com

- Pour du troc de vêtements en ligne : www.ilovetroc.com

- ....

- ....

- ....

Mes « bio-résolutions »

- Je ne cède plus à l'achat d'impulsion ; je réfléchis et je me demande : « Ai-je vraiment besoin de ce (vingtième...) top noir ? »

- Plutôt que d'augmenter les quelque 400 kilos de déchets produits par personne et par an, je recycle mes plus vieux vêtements et les transforme en : coussin, sac, écharpe...

- Je me fais un style bio et tendance en choisissant des vêtements en matières naturelles (coton bio, bambou, lin, chanvre...).

- ....

- ....

- ....

Mon bébé bio

L'arrivée de bébé est le moment d'adopter de bons réflexes pour préserver sa santé, au même titre que l'environnement. Côté alimentation, le lait maternel, 100% naturel et chargé d'anticorps, ne coûte rien à l'environnement. Les adeptes du biberon trouveront des laits bio qui apportent tous les nutriments indispensables. Habituez tôt votre bébé à des produits naturels et n'hésitez pas, dès que vous avez le temps, à lui concocter de délicieuses purées de légumes de saison ! Côté transport, on se convertit à l'écharpe porte-bébé ! Peu coûteux et très pratique (une fois qu'on a compris le «truc» pour nouer l'écharpe), ce mode de portage permet un contact privilégié avec son enfant. Pour qu'il réduise son empreinte écologique dès le berceau, remplacez les couches jetables par des lavables, trois fois plus économiques ! Achetées sur internet ou en boutiques bio, elles sont lavables en machine.

Zoom

Pour faire un nid douillet à son bébé, voici quelques conseils :
- placez le baby phone, mais aussi tous les appareils électriques, le plus loin possible du berceau ;
- évitez les jouets constitués de matières polluantes, comme les tapis-puzzle interdits en Belgique et dont la vente a été suspendue en France. Limitez les objets en PVC qui contiennent des phtalates (composants chimiques).

Les ateliers nesting, venus d'Allemagne et des Pays-Bas, apportent informations et conseils pour aider les parents à construire un «nid» (nest en anglais) plus sain pour leur bébé !

Mes contacts utiles

- www.projetnesting.fr

- Boutique en ligne qui propose des produits sains et naturels pour les bébés et leurs mamans (couches, vêtements, alimentation, jouets, etc.) : www.bebe-au-naturel.com

- Des produits bio pour bébé et toute la famille : www.eco-bebe.com

- Boutique en ligne, ethnique et éthique, pour les tout-petits (vêtements, soins, jouets, déco, accessoires...) : www.bbenv.com

- ....

- ....

- ....

- ....

Mes « bio-résolutions »

- Je mise sur des produits écolos pour mon bébé : couches, poussette, doudous, jouets...

- J'éloigne tous les appareils susceptibles d'émettre des ondes nocives du lit de bébé.

- Je fabrique moi-même les produits d'hygiène pour bébé : à base de produits 100 % biologiques pour dire adieu aux rougeurs et autres allergies...

- ....

- ....

- ....

- ....

Cultivons notre jardin...

Yes we can!... cultiver plantes aromatiques, salades ou plants de tomates, même en ville. En transformant les plates-bandes de la Maison Blanche en potager écolo (Barack raffolerait de la roquette...), Michelle Obama a lancé une mode! Désormais, rien de plus tendance que d'avoir sa petite parcelle de terre où faire pousser le contenu de son assiette. À l'origine destinés à permettre aux ouvriers de compléter et améliorer leur alimentation, ces jardins communautaires connaissent un nouvel essor. Ils répondent à des exigences écologiques et sociales de plus en plus urgentes (réduction des émissions de CO_2, flambée des prix), contribuent à sensibiliser la population à la préservation de l'environnement et représentent un excellent support pédagogique pour les jeunes citadins dans leur apprentissage du jardinage et de la nature.

Bon plan

Pour un jardin bio : ni pesticides ni engrais chimiques! Pour un engrais naturel, rien de tel que le compost obtenu à partir des déchets ménagers (1 kg de déchets ménagers = 300 g de compost) ou le mélange d'1 kg d'orties à 10 l d'eau qu'on laisse reposer une dizaine de jours. Faites fuir les insectes de vos plantations en utilisant du savon noir et de l'eau (1 cuillère à soupe pour 1 l d'eau) et les oiseaux avides de graines en recyclant vos vieux CD!

Mes contacts utiles

- Pour trouver de quoi semer : www.biaugerme.com

- Pour apprendre comment vivre plus écolo, même en pleine ville : www.environnement.paris.fr

- www.jardin-bio.net

- jardins-partages.org

- www.jardin-eco.com

- www.jardinons-ensemble.org

- ....

- ....

Mes « bio-résolutions »

- Je m'équipe en jardinières, pots et terreau, et je lance mes plantations : vive les produits frais à moindre coût !

- J'organise, avec quelques voisins, un compost collectif au pied de mon immeuble.

- J'alterne les cultures d'une année sur l'autre pour enrichir mon sol.

- Je récupère l'eau de pluie dans mon jardin pour arroser mes plantations sans dépense superflue d'énergie.

- ....

- ....

- ....

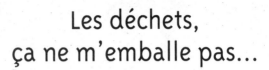

Les déchets, ça ne m'emballe pas...

Exponentielle, la production de déchets a doublé en 40 ans! Ceux-ci représentent environ 30% du poids des déchets ménagers et 50% de leur volume. Il est urgent de prendre des mesures pour les limiter. Ainsi, au supermarché, on achète les fruits et légumes à la pesée, les céréales et les biscuits en vrac, le fromage et la charcuterie à la coupe, autant de gestes qui contribuent à limiter la quantité d'emballages ramenée à la maison. Il est préférable de choisir des produits en format familial et des écorecharges (gel douche, shampoing, savon pour les mains...). On ne part pas faire ses courses sans emporter son sac réutilisable et on fuit, de manière générale, tous les produits à usage unique : bouteilles d'eau, lingettes, assiettes en carton, barquettes en plastique, etc.

Zoom

Ultra-pratique hier, le sac plastique fait aujourd'hui partie des principaux ennemis de l'environnement : confectionné à base de pétrole, il met entre 100 et 400 ans à se dégrader. Utilisé pendant 20 minutes en moyenne, le sac plastique rejette beaucoup de gaz à effet de serre lorsqu'il est incinéré. Depuis le 1er janvier 2010, il est interdit de distribuer des sacs non-biodégradables. Pensez aux sacs cabas réutilisables et n'hésitez pas à refuser le sac plastique que l'on vous donne d'office en caisse.

Mes contacts utiles

- Centre national d'information indépendante sur les déchets :
  www.cniid.org

- www.ademe.fr

- www.ecoemballages.fr

- Pour acheter en vrac : dans les Biocoop ou dans certaines
  grandes surfaces qui proposent un rayon avec céréales,
  biscuits, bonbons en vrac...

- Pour s'offrir un it-bag tendance écolo :
  www.designfromparis.com/dfp-jutebag-luciolland-green,99.html

- ....

- ....

- ....

Mes « bio-résolutions »

- Je bannis les produits emballés individuellement, les fruits
  en barquette, le fromage en mini-portions, etc.

- J'opte pour un bento ou une lunch box pour emporter
  mon déjeuner au bureau.

- Je ne sors plus faire une course sans mon sac fashion et
  réutilisable en matière naturelle (coton bio, chanvre...) :
  le nouveau it-bag à avoir absolument !

- ....

- ....

- ....

Vive la « green-médication » !

Les médecines parallèles, aussi appelées médecines douces ou naturelles, séduisent de plus en plus. Sans chercher à remplacer la médecine classique, la médecine alternative représente un bon complément, notamment car elle allie physique et psychique pour cibler et panser les maux. Ainsi, l'acupuncture, qui consiste à placer de fines aiguilles sur certains points du corps, s'appuie sur l'idée que le corps possède un influx vital circulant de manière harmonieuse que la maladie vient perturber. L'ostéopathie consiste à manipuler le corps afin de remettre en place les membres et vertèbres qui bloqueraient la « mécanique » des structures anatomiques entre elles. La naturopathie, alliant principes de diététique, massages et aromathérapie (utilisation médicale d'huiles essentielles), soigne les problèmes de stress, de sommeil, de peau, et aide à renforcer les défenses de l'organisme.

Zoom

Les Français sont de gros consommateurs de médicaments et de produits pharmaceutiques (504 euros/habitant en 2006, soit deux fois plus que les Allemands et les Néerlandais) et les stations d'épuration et centres de tri ne peuvent plus suivre... Or, beaucoup de produits étant très nocifs pour l'environnement, il faut veiller à les trier correctement et ne surtout pas les jeter parmi les ordures ménagères... Sachez que, désormais, les pharmaciens ont l'obligation, sous peine de poursuites, de collecter gratuitement les médicaments non utilisés. Par ailleurs, depuis le 1er janvier 2009, tous les médicaments récupérés en pharmacie sont incinérés dans le cadre d'une valorisation énergétique.

Mes contacts utiles

- Pour trouver une mutuelle qui rembourse les médecines douces :
  www.smeba.fr, www.ccmo.fr, www.mtrl.fr

- Pour tout connaître des médecines douces, trouver une
  formation ou un stage : www.medecines-douces.com

- Pour des recettes, des conseils, etc. pour se soigner au
  naturel : www.medecines-douces.org

- ....

- ....

- ....

- ....

Mes « bio-résolutions »

- Je vais consulter un homéopathe ou un acupuncteur pour un
  problème d'insomnie, de stress ou pour arrêter de fumer...

- Je troque les anti-inflammatoires contre une bonne séance
  d'ostéopathie quand j'ai mal au dos.

- Je ne jette aucun médicament, mais je les réunis dans une
  boîte que j'apporte chez mon pharmacien qui se chargera de
  faire le tri.

- ....

- ....

- ....

- ....

À déguster en cette saison...

Légumes

- aubergine
- brocoli
- carotte
- céleri (branche, rave)
- concombre
- courgette
- petits pois
- poivron
- pomme de terre
- radis
- salade
- tomate

Fruits

- cassis
- cerise
- fraise
- framboise
- groseille
- mûre
- myrtille
- poire
- pomme
- prune
- raisin

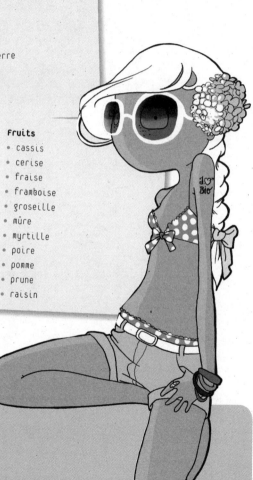

ÉTÉ

Le taboulé au quinoa

Ingrédients (Pour 4-5 personnes)

3 verres de quinoa / 6 verres d'eau salée
1 petit concombre
1 poivron (rouge de préférence)
1 oignon blanc / 3 tomates
3-4 cuillères d'huile d'olive
quelques feuilles de menthe fraîche
quelques branches de persil
quelques pincées de sel

Mode d'emploi

- Verser le quinoa dans une casserole d'eau salée et portée à ébullition.
- Laisser cuire jusqu'à ce que l'eau soit totalement absorbée (environ 15 minutes).
- Laisser gonfler le quinoa après avoir retiré la casserole du feu.
- Couper l'ensemble des légumes (concombre, tomates, poivron, oignon) en petits dés dans un saladier.
- Verser les cuillères d'huile d'olive, la menthe et le persil hachés
- Ajouter le quinoa refroidi et mélanger délicatement le tout.
- Placer la préparation au réfrigérateur et servir bien frais avec quelques feuilles de menthe.

Variations et accompagnements

- Cette recette peut constituer le plat de résistance du fait de la valeur nutritive du quinoa et de sa richesse en protéines.
- Vous pouvez varier les légumes, ou encore ajouter des fruits de mer, des raisins secs, etc.

Le quinoa est une céréale qui pousse dans les régions arides. La graine de quinoa, de couleur ivoire et en forme de perle, ressemble beaucoup à celle du millet. Sans gluten et pauvre en lipides, elle possède une importante valeur nutritive. Elle est également riche en protéines (de 16 à 18 %), mais aussi en fibres, graisses non saturées, magnésium, phosphore, calcium et fer. Le quinoa se cuit dans trois fois son volume d'eau, durant 20 à 30 minutes environ.

INFO +

Le quinoa

Les graines de quinoa ont la particularité d'être recouvertes de saponine : une résine amère qui éloigne naturellement les oiseaux. Pour cette raison, il est déconseillé d'en donner aux enfants de moins de deux ans. Néanmoins, cela a pour avantage que le quinoa n'a nul besoin d'être traité pour être cultivé.

Originaire d'Amérique du Sud, cette céréale est devenue depuis quelque temps, du fait de sa saveur (mélange de noisette, blé, maïs…) et de ses qualités nutritives, extrêmement populaire en Europe où on la retrouve dans de nombreuses recettes : terrine de légumes aux flocons de quinoa ; galettes aux flocons de quinoa ; quinoa aux légumes ; risotto de quinoa et champignons.

Mon régime « durable »

Voici quelques conseils pour adopter une alimentation bio, saine, équilibrée, qui nous fera mincir durablement. On réduit la consommation de viande rouge, passée de 56 à 89 kilos par an et par personne en Europe en 40 ans, et coûtant de plus en plus cher en déboisement, émissions de gaz à effet de serre... On privilégie légumineuses et céréales. Redécouvrez les pois chiches, haricots rouges ou blancs, les lentilles qui se composent de 25% de protéines et 17% de fibres, combinant les bienfaits de la viande et des légumes. Côté sucre, on préfère le miel ou le sucre de canne complet au sucre raffiné, et on évite les graisses saturées. En réduisant la viande rouge et en limitant les produits transformés, vous ferez fondre votre poids, votre budget alimentation et votre impact sur la planète !

Zoom

À avoir dans ses placards, pour mincir écolo et durable !

- Légumineuses : lentilles, soja, pois chiche, haricots secs, graines à germer (alfalfa, soja, radis, tournesol, sésame...) ;
- Céréales complètes (à acheter en vrac) : blé, riz, quinoa, boulgour, épeautre, millet... ;
- Sucres non raffinés : sucre de canne, miel ;
- Assaisonnements : ail, gomasio (mélange de sel et de graines de sésame), thym... ;
- Huiles : olive, colza, noix...

Mes contacts utiles

- Magasins biocoop en France : www.biocoop.fr/magasins-biocoop.php
- Magasin bio discount : www.cbio-discount.fr
- Pour des conseils, des recettes et un suivi quotidien (suivi payant) : www.lecoachminceurbio.com
- www.enviedebio.net
- www.monmarchand.com
- ....
- ....
- ....
- ....

Mes « bio-résolutions »

- J'achète de préférence de la viande bio dont la production pollue moins et qui est commercialisée sans agents de conservation, colorants, etc.
- Je fais pousser des graines germées dans ma cuisine et des herbes aromatiques sur mon balcon.
- Je fais mes courses bio en ligne afin de prendre le temps de découvrir et choisir les bons produits.
- J'écume les blogs et autres sites bio en quête de savoureuses recettes saines et équilibrées.
- ....
- ....
- ....
- ....

Je lave plus bio que bio...

Sachant que le lave-linge est l'appareil le plus énergivore de la maison (500 kWh/an, c'est-à-dire 15 % de la consommation électrique annuelle moyenne pour un ménage), on regarde à deux fois avant de faire tourner une machine. Parce qu'il n'est pas non plus question de faire (re)surgir la lavandière qui sommeille en nous, on opte au moins pour un appareil avec le mode « demi-charge » (45 % d'eau d'économie). On fait le choix d'une lessive écolo, certifiée par l'écolabel européen (fleur formée de 12 étoiles) par exemple. Le mieux étant encore de s'en passer et d'utiliser des noix de lavage ou encore de faire sa propre lessive (à base d'eau bouillie, de savon de Marseille râpé, de bicarbonate de soude et d'huile essentielle). On fait sécher à l'air libre en défroissant bien les vêtements avant de les étendre pour limiter la durée du repassage...

Bon plan

Les noix de lavage proviennent de l'« arbre à savon » (Sapindus Mukorossi), qui pousse en Himalaya sans engrais ni pesticide. Au contact de l'eau, les coques libèrent de la saponine, un savon naturel, sans odeur et non polluant. Il suffit de placer 5-6 noix dans une petite pochette de tissu (préalablement percée de quelques trous) et de la déposer au cœur du linge sale. Réutilisables plusieurs fois, les noix de lavage sont 100 % biodégradables et compostables. On en trouve à partir d'une dizaine d'euros le kilo, ce qui est suffisant pour une année complète au rythme de 2-3 machines hebdomadaires.

Mes contacts utiles

- www.econo-ecolo.org
- www.lessive-bio.com
- www.noix-de-lavage.com
- ....
- ....
- ....
- ....

Mes « bio-résolutions »

- Je remplace ma lessive et mon adoucissant par des noix de lavage et du vinaigre blanc (celui-ci est à verser directement dans le bac à adoucissant).

- En cas de taches récalcitrantes, je n'augmente pas le thermostat, mais je frotte le vêtement à sec avec du savon de Marseille avant de le placer dans la machine.

- Je fais sécher le plus souvent possible mon linge à l'air libre.

- ....
- ....
- ....
- ....
- ....

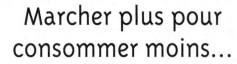

Marcher plus pour consommer moins...

1km à pied, ça use, ça use... Mais 1km en voiture, ça use aussi : la couche d'ozone, le budget, etc. 1km de voiture en moins par jour nous fait économiser une bonne centaine d'euros et environ 70kg de CO_2 par an. Quand vous sortez pour une course, un ciné..., demandez-vous si vous avez réellement besoin de prendre votre voiture. Pensez au coût en matière de carburant, mais aussi au stress de la conduite en ville avec les embouteillages, les parkings qui débordent... La marche à pied c'est plus écolo, mais aussi bien meilleur pour la santé et... la ligne ! Pensez également à tout ce que vous rateriez en voiture : une nouvelle petite boutique de déco, les gros titres des magazines people devant le kiosque à journaux, un voisin séduisant qui revient de la boulangerie...

Pour les réticentes à user trop vite les talons de leurs escarpins, il y a l'option des transports en commun. En ville, rien de plus économique et écologique !

Zoom

Les transports représentent 66% de la consommation de produits pétroliers à usage énergétique et sont responsables de 35% des émissions de CO_2, principal gaz à effet de serre. La calculette éco-déplacements (www.ademe.fr/eco-deplacements/calculette) vous permet de calculer le coût de vos trajets. Mise à disposition par l'ADEME, elle permet de comparer différents modes de transport sur une même distance en prenant en compte 3 impacts : le budget (en euros) / les émissions de gaz à effet de serre (en kilos « équivalent CO_2 ») / la consommation de carburant (en litres « équivalent pétrole »).

Mes contacts utiles

- www.ademe.fr
- www.certu.fr
- Réseaux de transports urbains en France : www.itransports.fr
- ....
- ....
- ....
- ....
- ....

Mes « bio-résolutions »

- Je ne prends ma voiture que lorsque c'est vraiment nécessaire et surtout pas pour les trajets de moins de 1km !
- Dès que la météo le permet, je vais au bureau en vélo ou à pied !
- En ville, j'opte pour les transports en commun (bus, tramway, métro...).
- Je pratique le covoiturage pour aller au bureau ou partir en vacances.
- ....
- ....
- ....
- ....

Je limite ma consommation d'eau...

Parce qu'elle est à portée de nos mains, nous avons tendance à oublier que l'eau est une denrée précieuse, qui coûte de plus en plus cher (+10% d'augmentation/an en France). Préférer la douche au bain permet de diviser sa consommation d'eau par trois au minimum. Une fois sous la douche, on coupe l'eau au moment de se savonner, ou on investit dans une pomme de douche à débit réduit (8 à 10 l/min) très économique par rapport aux pommes de douche classiques (15 à 20 l/min) ou dans un régulateur de débit à adapter sur le flexible de douche. Si vous ne pouvez pas vous passer d'un bain de temps à autre, n'oubliez pas qu'il n'est pas nécessaire de remplir la baignoire à ras bord (quelques dizaines de litres suffisent) et pensez à faire couler d'abord l'eau chaude puis à ajouter de l'eau froide en fonction de la température : pour éviter d'avoir à rajouter de l'eau chaude dans une eau jugée trop fraîche...

Bon plan

Un robinet qui goutte durant une journée consomme jusqu'à 300 litres d'eau. Une chasse d'eau qui fuit consomme, elle, 600 litres en une journée ! Pour traquer la fuite, rien de plus simple : relevez le chiffre correspondant à votre consommation d'eau sur votre compteur un matin, avant de partir au bureau, puis le soir en revenant (à condition bien sûr que personne n'ait fait couler l'eau dans la journée). En comparant les deux chiffres, vous vous apercevrez rapidement s'il y a une fuite chez vous (deux chiffres différents) ou non (deux chiffres identiques) !

Mes contacts utiles

- C.I.eau (Centre d'information sur l'eau) : www.cieau.com/
- Les agences de l'eau : www.lesagencesdeleau.fr
- www.jeconomiseleau.org
- Premier concepteur français de produits hydro-économes (recommandé par WWF) : www.ecoperl.fr
- lesgestes.ecologie.gouv.fr
- ....
- ....
- ....

Mes « bio-résolutions »

- J'utilise un bac de lavage et un bac de rinçage lorsque je fais la vaisselle à la main.
- Lorsque je lave mes fruits, légumes, salade, je le fais au-dessus d'un récipient pour récupérer l'eau qui servira, par exemple, à arroser mes plantes.
- Je ferme le robinet le temps de me savonner les mains ou de me laver les dents, avant de le rouvrir ensuite (pas de petites économies...).
- J'appelle un plombier dès que j'entends un bruit de fuite (robinetterie, chasse d'eau...).
- Je fais poser une chasse d'eau à deux vitesses qui me permet de diviser par deux le volume d'eau consommé par tirage.
- ....
- ....
- ....

La mariée est en vert !

Voici quelques conseils simples pour un mariage original et durable ! On fait imprimer les invitations sur du papier recyclé ou on les envoie par email (20 kg de papier recyclé = 200 l d'eau économisés). On choisit un lieu pas trop éloigné et on organise un système de covoiturage. Pour le buffet, on privilégie la qualité à la quantité, les produits de saison et, si possible, fournis par les producteurs locaux, et surtout pas de vaisselle jetable. Que le champagne coule à flots...bios bien entendu ! Pourquoi ne pas cueillir les fleurs dans une jachère afin de composer ses propres bouquets. On remplace les dragées par du chocolat bio ou de petits pots de miel d'un producteur local. Enfin, *last but not least* : la robe ! À choisir en coton bio ou en matière naturelle (lin, soie, chanvre, bambou...) ou même en papier biodégradable ! Autre solution : la location ou la robe d'occasion à customiser soi-même.

Bon plan

Pour la liste de mariage, vous pouvez la faire à partir de produits écologiques ou issus du commerce équitable. Les plus fervents peuvent demander à leurs convives de faire un don en faveur d'une association écolo (WWF, Greenpeace...). Côté lune de miel, optez pour l'écotourisme qui contribue à la protection du patrimoine naturel et culturel, inclut les communautés locales dans son développement et sa planification, privilégie la biodiversité, les milieux naturels non pollués. Tout du moins, évitez une destination qui vous oblige à prendre l'avion et sélectionnez un hôtel vert.

Mes contacts utiles

- www.mariage-ecolo.fr

- Pour louer sa robe ou l'acheter d'occasion : www.fortunee.fr

- www.robedunjour.com

- Pour commander, auprès de la styliste Marie Garnier, une robe en papier « ensemencée », c'est-à-dire parsemée de graines, à enterrer après la cérémonie pour faire pousser un arbre : www.mariegarnier.com/edition

- Pour organiser un buffet chic et bio (prévoir un budget assez confortable) : www.ethique-et-toques.com

- Pour planifier une lune de miel écolo : www.ecotourisme.info

- www.hotelauvert.com

- Pour se parer d'une pièce unique et durable : http://effetsdeterre.net/

- ....

- ....

Mes « bio-résolutions »

- Je recycle la robe de mariée de ma mère ou je l'achète d'occasion sur un site spécialisé.

- Je crée un blog pour les invitations, la liste de mariage, que les invités peuvent consulter librement au fur et à mesure de la préparation.

- J'essaie de réduire au maximum le jetable (vaisselle, serviettes, décoration...) : le mot d'ordre, recycler !

- Plutôt que d'acheter des provisions d'eau minérale, je remplis des carafes avec l'eau du robinet que j'aromatise, par exemple, avec des feuilles de menthe fraîche.

- ....

- ....

Bio jusque dans ma salle de bains !

Même dans sa salle de bains, on adopte des réflexes bio. On troque son gel douche contre un savon : moins cher, tout aussi efficace, moins coûteux en emballage et plus durable ! Pour le déodorant : non aux aérosols bourrés de composants chimiques, oui au déo biologique (certifié cosmébio par exemple) que l'on trouve en pharmacie, parapharmacie ou même en grande surface. Encore plus écologique et économique : la pierre d'alun, 100 % naturelle, qui s'applique sous le bras une fois humidifiée. On dit adieu aux lingettes démaquillantes, très polluantes et imprégnées de produits chimiques. Enfin, on essaie de réduire un peu le nombre incalculable de crèmes, masques... en misant sur quelques produits naturels comme l'huile d'argan (riche en vitamine E et acides gras insaturés), le savon d'Alep ou les huiles végétales (coco, karité, macadamia...).

Bon plan

- **Exfoliant naturel, économique et hydratant** : 5 cuillères à soupe de sel à mélanger avec 2-3 cuillères à soupe d'huile d'olive et à appliquer sur peau humide en massant. Puis rincer et nettoyer au savon pour enlever le résidu gras.
- **Masque très hydratant** : mélanger la chair d'un avocat mûr à 2 cuillères à soupe d'huile d'amande douce et appliquer sur le visage et le cou pendant 10 minutes environ.
- **Fortifiant pour ongles** : mélanger un peu de jus de citron à de l'huile d'argan et appliquer sur les ongles préalablement trempés dans un bol d'eau tiède pendant 10 minutes.

Mes contacts utiles

- Blog qui traite de l'actualité écolo et donne de nombreuses astuces pour faire « Le grand ménage » et adopter une vie plus bio : www.raffa.grandmenage.info

- www.temponature.com

- www.aromatic-provence.com

- www.pierre-alun.com

- ....

- ....

- ....

Mes « bio-résolutions »

- J'abandonne les lingettes et adopte un démaquillant moussant à l'eau.

- Je m'informe sur les différents labels de la cosmétique bio : AB, Ecocert, Cosmébio, BDIH, et j'apprends à les repérer.

- Je navigue sur tous les blogs spécialisés pour me constituer mon carnet de recettes de cosmétiques 100% nature : www.atelier-naturel.over-blog.com ; www.princesseaupetitpois.over-blog.com ; www.femininbio.com

- Je joue l'apprentie sorcière et prépare mes propres produits de beauté pour être la plus belle et bio !

- ....

- ....

- ....

À déguster en cette saison...

Légumes

- pomme de terre
- chou rouge, rave, de Bruxelles, romanesco, frisé
- brocoli
- salsifis
- tomate
- fenouil
- radis
- carotte
- maïs
- poivron

Fruits

- poire
- prune
- quetsche
- fraise des bois
- pomme
- raisin
- kiwi
- litchi
- mandarine
- noix
- noisette
- marron

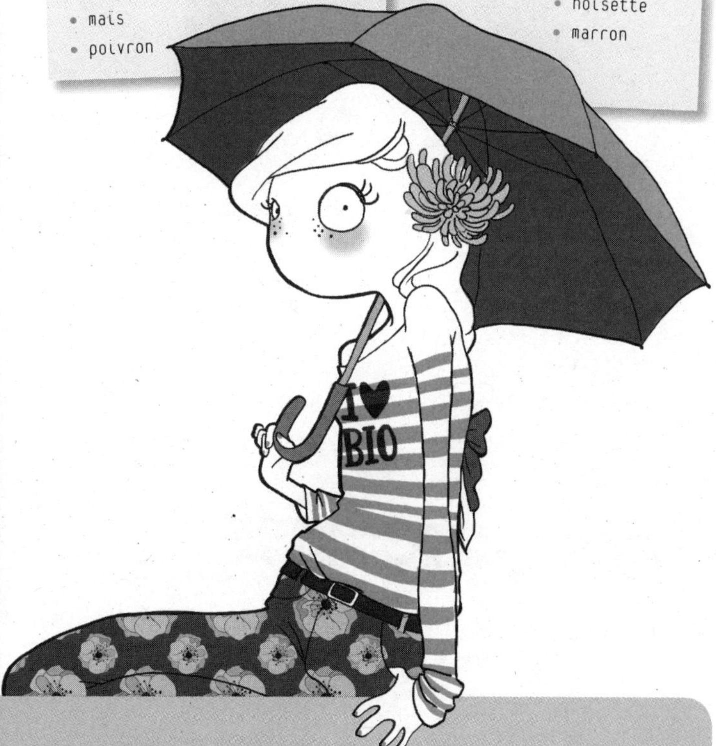

AUTOMNE

Velouté de potiron et de châtaigne

Ingrédients (Pour 6 personnes)

750 g de chair de potiron
1,5 litre d'eau
200 g de châtaignes
50 g de crème fraîche
sel, poivre, muscade

Mode d'emploi

- Couper la chair du potiron en morceaux et les mettre dans l'eau versée dans une casserole.
- Ajouter la moitié des châtaignes coupées en lamelles.
- Saler, poivrer, saupoudrer de muscade.
- Mettre à cuire environ 20 minutes.
- Mixer le mélange obtenu.
- Bien mélanger.

Servir bien chaud.

Variations et accompagnements

- Ajouter de la crème fraîche pour rendre le mélange onctueux.
- Ajouter quelques branches de persil pour la déco.

....

....

....

Cultivé principalement dans le Sud, le potiron se récolte d'octobre à décembre.

Souvent confondu avec la citrouille, il s'en distingue par une chair plus tendre et sucrée. D'ailleurs, la citrouille ne se consomme pas, mais sert à nourrir le bétail et... à orner les rebords de nos fenêtres et les pas de nos portes à l'approche d'Halloween (fêtée le 31 octobre).

Le potiron, composé principalement d'eau (92 %), est un légume très peu calorique (31,7 Kcal/100 g.), mais assez peu énergétique également. Néanmoins, il se rattrape par sa richesse en potassium, sa faible teneur en sodium et sa chair gorgée de vitamine A. Et quand on sait qu'on lui reconnaît aussi des propriétés antioxydantes, il n'y a plus à hésiter !

INFO +

Dans la famille potiron...

Cousin du potiron, le potimarron possède une chair plus crémeuse, laquelle évoque la saveur du marron... d'où son nom, et son surnom de « courge châtaigne » ! Il se déguste sous diverses formes : en soupe, velouté, mais aussi frit ou en tourte.

Voyage, voyage...

Non encore soumise au diktat des vacances scolaires, vous avez l'intention de profiter des tarifs préférentiels du «hors saison». Mais en bonne «écotouriste», veillez à respecter quelques principes. Oubliez l'avion (600 millions de tonnes de CO_2 par an à l'échelle internationale) et optez pour un mode de transport plus «low-cost» en matière d'empreinte écologique (train, car, voiture ou même covoiturage). À l'étranger comme en France, essayez d'appliquer à l'hôtel les mêmes principes que chez vous (éteindre les lumières et la télévision, ne pas laisser couler l'eau, privilégier l'usage des transports en commun...). S'approvisionner auprès de l'artisanat local (courses, restaurants, souvenirs) nous fait oeuvrer pour le développement local. Et pour celles qui veulent des vacances bio et utiles, l'écovolontariat permet de découvrir une culture en s'immergeant dans la vie locale et en participant à un projet en faveur de l'environnement.

Zoom

Le principe du tourisme équitable, ou solidaire, consiste à reverser un pourcentage du prix du voyage pour le développement local : pour soutenir la création d'activités économiques utiles aux populations locales, ou contribuer à améliorer les conditions sanitaires et alimentaires dans les pays pauvres. Depuis 1998, l'association *Tourism for Development* (TFD) a passé un accord avec des tours opérateurs pour que ceux-ci s'engagent à reverser une partie de leurs bénéfices pour les pays d'accueil.

Mes contacts utiles

- www.tourismfordevelopement.com

- Coopérative qui propose des voyages à la carte au Mali, Burkina-Faso, Niger et dont les bénéfices sont réinvestis dans des projets locaux : www.point-afrique.com

- Agence pionnière dans l'écotourisme, spécialisée dans le voyage d'aventure et d'exploration du monde entier : www.atalante.fr/

- Cybelle Planète qui organise des séjours d'écovonlatariat : www.cybelle-planete.org/cybelle2/

- ....

- ....

- ....

Mes « bio-résolutions »

- Quelle que soit ma destination, je pense à respecter . l'environnement en économisant l'eau, l'énergie, en limitant mes déchets et en privilégiant les produits d'hygiène naturels (surtout dans les pays qui ne disposent pas de traitement des eaux usées).

- Je choisis de préférence un tour-opérateur qui adhère à une charte éthique.

- Je me lance dans un projet d'écovonlatariat pour des vacances inoubliables alliant exotisme et protection de la nature et de la population locale.

- ....

- ....

- ....

Classe verte : des fournitures à la cantine !

La rentrée des classes est une très bonne occasion pour sensibiliser votre chère tête blonde à l'importance d'adopter un comportement écolo. Un vrai pari sur l'avenir ! Alors on lui fait comprendre l'avantage du durable sur le jetable et ce, avant qu'il ne se roule par terre pour obtenir la panoplie (cartable/trousse/classeur/agenda) à l'effigie de Superman ou de Hannah Montana... Une fois que le message est passé, vive les cahiers en papier recyclé, le cartable sobre mais résistant (à customiser à sa guise...), les crayons et la règle en bois, la gomme en caoutchouc naturel (sans emballage), et la calculatrice solaire. Votre chérubin ne tardera pas à constater qu'il est à la pointe de la tendance, surtout quand ses petits camarades se seront vite lassés de leur sac bariolé et de leurs accessoires qui ne fonctionnent plus au bout de quelques semaines...

Zoom

Suite au Grenelle de l'environnement qui s'est tenu en octobre 2007, il s'agit d'atteindre 20% de produits bio dans la restauration collective (qui concerne plus de 10% du marché de la restauration) d'ici 2012. Pour cela, sont mis en place des protocoles locaux entre collectivités, comités d'entreprise et profession agricole pour structurer les relations entre les différents acteurs. Ainsi, espérons que très bientôt, nos chers petits auront oublié jusqu'à l'existence des cordons-bleus et autres nuggets de poulet, tandis qu'ils redemanderont du gratin de brocolis, des carottes du jardin et de la soupe de légumes frais !

Mes contacts utiles

- Pour équiper son enfant écolo et durable pour l'école :
  www.toutallantvert.com

- Pour des accessoires bio et sympas : www.zazazou.com

- Pour s'équiper bio en famille : www.lecoinbio.com

- Pour tout savoir sur la 2ᵉ édition lancée par WWF-France :
  www.ouiaubiodansmacantine.fr/

- www.macantinebio.wordpress.com/carte-de-france-cantines-bio/

- ....

- ....

- ....

Mes « bio-résolutions »

- Je ne cède pas aux sirènes de la grande distribution et
  j'équipe mon enfant pour une rentrée écolo et durable...

- Je profite de cet événement qu'est la rentrée des classes
  pour un petit cours sur l'importance de choisir des produits
  naturels, d'éviter le plastique, le PVC, les emballages, car
  c'est notre planète, et donc leur avenir, qu'il faut préserver.

- Je m'informe sur le contenu de son assiette à la cantine
  et je m'associe avec quelques parents pour réclamer,
  si nécessaire, une alimentation plus saine et plus bio.

- ....

- ....

- ....

Pour un bureau plus écolo

Quand on s'est converti à la green attitude chez soi, pourquoi s'arrêter en si bon chemin. Plus de 80% d'employés souhaiteraient davantage d'écologie au bureau : il est temps de s'y mettre ! Pour limiter sa consommation d'électricité, on préfère les escaliers à l'ascenseur (à nous les mollets galbés !), on coupe la clim et on ouvre la fenêtre, c'est plus sain, et on suggère aux frileuses de mieux se couvrir plutôt que de surchauffer l'open space. Pour la pause café, on apporte chacun son mug – on fait une croix sur les gobelets en plastique – et on se cotise pour acheter une cafetière à piston (nul besoin de filtres, et encore moins de capsules...). Autre urgence dans le cadre du travail : limiter la consommation de papier ! On évite d'imprimer ses mails, sauf nécessité absolue, on recycle le papier en utilisant le verso comme brouillon. Lever le pied en matière d'impressions permettrait de réduire de 6 kilos environ la production de déchets par personne et par an.

Zoom

Le Plan de Déplacement Entreprise consiste en un ensemble de mesures pour optimiser les déplacements liés aux activités professionnelles et doit permettre aux entreprises de réduire leurs frais économiques, sociaux et environnementaux, grâce à certaines actions comme :

- encourager l'usage des transports en commun, du vélo ou le covoiturage ;
- aménager les horaires en répartissant les heures d'arrivée et de départ des salariés ;
- améliorer l'accès des bâtiments aux piétons.

Mes contacts utiles

- www.ademe.fr/entreprises

- Pour la collecte des cartouches usagées au bénéfice d'associations : www.collectif-asah.org

- Pour faire appel à des coursiers à vélo (à Paris) : www.urbancycle.fr

- www.plan-deplacements.fr

- ....

- ....

- ....

Mes « bio-résolutions »

- J'essaie de limiter ma consommation de papier : dans une entreprise, la consommation annuelle de papier par personne équivaut à 2 arbres entiers (75 kg de papier).

- Je n'oublie pas d'éteindre mon ordinateur chaque soir, je ne le laisse pas en mode veille.

- J'évite de jeter et je réutilise autant que possible les chemises en carton, trombones, élastiques, etc.

- J'opte, si possible, pour le vélo ou le covoiturage pour aller au bureau.

- Je propose à mon chef de travailler un jour par semaine à domicile (et je réduis ainsi de 1% mon empreinte écologique).

- ....

- ....

- ....

L'argent vert

Les cigales dépensières, que nous sommes parfois, surconsomment, s'inquiétant peu de l'impact de ces achats frénétiques sur l'environnement. Il est peut-être temps de changer notre comportement et de gérer nos finances autrement. On limite le recours au crédit que l'on réserve à des achats durables et mûrement réfléchis. On redéfinit nos priorités et on épargne durable pour préserver la planète par la même occasion : on équipe la maison d'un nouveau système de chauffage plus économique et écologique, on change les fenêtres pour améliorer l'isolation... On peut également ouvrir un livret de développement durable (souple, non bloqué et à intérêts exonérés fiscalement) : les sommes déposées servent à financer petites et moyennes entreprises, travaux d'économie d'énergie dans les bâtiments anciens. Ou pourquoi ne pas investir dans les technologies vertes : le solaire ou encore l'éolien, la solution alternative la plus rentable de nos jours selon les spécialistes...

Bon plan

Voici quelques astuces pour être une consommatrice plus écolo, avec des gestes simples, à la portée de n'importe quelle accro du shopping :

- on utilise la carte bleue ou du liquide, plutôt que son chéquier qui représente une dépense de papier supplémentaire ;
- on gère son compte par internet : pratique et économique, cela évite de se déplacer jusqu'à sa banque ;
- on participe à la « journée sans achats » pour prouver qu'on peut dire non à la surconsommation et résister à l'invasion de la publicité.

Mes contacts utiles

Pour des placements solidaires :

- www.finansol.org

- www.lanef.org

- www.alternatives-economiques.fr

- www.planetecologie.fr

- Pour en savoir plus sur les *green dating* : www.eco-life.fr

- ....

- ....

Mes « bio-résolutions »

- J'ouvre un livret de développement durable.

- Je participe à un *green dating* : tables rondes où se rencontrent des professionnels (dirigeants, avocats, financiers, entrepreneurs...) qui oeuvrent pour le développement durable.

- Je troque de temps à autre ma carte bleue contre un bon bouquin et je m'offre un week-end de détox anti-consommation.

- Je colle un autocollant « Stop Pub » (disponible en mairie ou sur le site du ministère du Développement durable) sur ma boîte aux lettres pour contribuer à réduire les 40 kilos de prospectus qui sont distribués annuellement dans chaque foyer.

- ....

- ....

- ....

Vive le partage !

Sur fond de crise du logement et d'urgence environnementale, de nouveaux modes d'habitation émergent. Le principe de l'habitat coopératif, apparu dans les années 70, consiste à faire du logement une pratique solidaire : chaque coopérant, qui verse une somme correspondant à ce que vaut le logement occupé, est locataire, mais aussi propriétaire de parts sociales de la coopérative. Le propriétaire des logements étant la coopérative elle-même, nul risque de spéculation ou d'une quête de profits quelconques. En Suisse, la CODHA (Coopérative d'habitat associatif) prend en compte les aspects environnementaux dans la construction et la gestion des immeubles (matériaux écologiques, maîtrise énergétique...). En France, 3 projets de logements coopératifs, soutenus par l'association Habicoop, devraient voir le jour courant 2011 dans la région lyonnaise. Ces projets d'un nouveau genre doivent permettre, sur le long terme, de réduire les dépenses d'énergie.

Bon plan

La voiture est la première source de pollution de l'air urbain et pèse lourd sur le budget. Cela vaut-il vraiment le coup d'en posséder une ? L'autopartage, système qui existe déjà dans de nombreuses villes, est une formule intéressante pour ceux qui roulent en moyenne moins de 10000 km par an. Des voitures sont à disposition pour des locations de courte durée. On paye une adhésion, puis le prix au kilomètre et au temps, carburant et assurance inclus. Par ailleurs, l'Autolib' (1 voiture remplace 6 véhicules particuliers et sert à une vingtaine de conducteurs en moyenne), qui existe déjà à Lyon, devrait bientôt arriver à Paris.

Mes contacts utiles

- www.colocation.fr
- www.habicoop.fr
- www.covoiturage.com
- www.ecotrajet.com
- www.autolib.fr
- ....
- ....
- ....
- ....

Mes « bio-résolutions »

- Je préfère la colocation à la location d'un appartement toute seule : plus d'espace et moins de dépenses, avec en prime un partage des tâches ménagères...

- Je mets en place, avec des voisins ou des collègues, un système de covoiturage.

- Je lance, dans mon immeuble, des projets communs : compostage, jardin collectif, récupération de l'eau, partage du trajet pour les courses... Et je suis fière d'oeuvrer à la fois pour l'environnement et une copropriété plus conviviale !

- ....
- ....
- ....
- ....

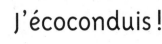

J'écoconduis !

On a tout à gagner à changer ses habitudes de conduite : baisse de la consommation de carburant (moins 15 %), réduction des émissions de CO_2 (moins 12,5 %) et diminution du risque d'accidents (moins 10 à 15 %). Bref, sans hésiter, on lève le pied et on opte pour une conduite plus cool, plus zen, plus green ! Que vous soyez une brillante conductrice, il n'y a pas à en douter, mais voici quelques règles à suivre pour devenir une écoconductrice :

- on démarre doucement, puis on ne traîne pas pour passer les vitesses, avec pour objectif d'être en 4ᵉ lorsqu'on atteint les 60 km/h ;
- on utilise le frein moteur pour ralentir afin d'obtenir une décélération naturelle qui coupe l'alimentation du carburant ;
- on vérifie régulièrement la bonne « santé » de sa voiture, et notamment la pression des pneus (une fois par mois) : en effet, des pneus sous-gonflés augmentent considérablement la consommation de carburant (+6 %) ;
- on essaie de se passer de la clim, pas franchement indispensable dans nos contrées…, qui entraîne une surconsommation de 10 à 20 % de carburant.

Bon plan

Il existe encore peu de formations à l'écoconduite pour les particuliers. Certains employés peuvent en bénéficier dans le cadre du DIF (droit individuel à la formation). Depuis 2005, La Poste a entrepris de former les quelque 60000 facteurs à une conduite plus responsable, pour une réduction des émissions de CO_2 de 5 % en moyenne, soit 10000 tonnes environ par an. Sachez aussi que les candidats qui adoptent une écoconduite pendant l'examen du permis, sont gratifiés d'un point bonus.

Mes contacts utiles

- Jean-Pierre Beltoise propose, via son école «Conduire juste», des journées de stage pour apprendre notamment à adopter une conduite éco-citoyenne : www.conduirejuste.com

- Pour calculer le coût de ses déplacements : www.ademe.fr/eco-deplacements/calculette/

- ....

- ....

- ....

- ....

Mes « bio-résolutions »

- Je fais régulièrement un check-up complet de ma voiture (pression des pneus, niveaux de l'huile moteur, du liquide de freins...).

- J'essaie de maintenir une vitesse régulière et je lève le pied pour ralentir afin d'éviter les coups d'accélérateur et de frein.

- Je respecte les limitations de vitesse : si l'ensemble des conducteurs le faisait, ce serait une économie de 6,5% de carburant par an en France !

- ....

- ....

- ....

- ....

NOVEMBRE

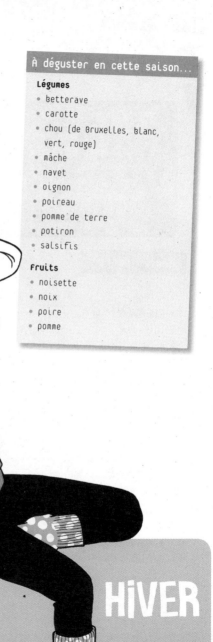

À déguster en cette saison...

Légumes
- betterave
- carotte
- chou (de Bruxelles, blanc, vert, rouge)
- mâche
- navet
- oignon
- poireau
- pomme de terre
- potiron
- salsifis

Fruits
- noisette
- noix
- poire
- pomme

HiVER

Sablés de Noël

Ingrédients (pour une trentaine de sablés)

250g de sucre / 125g de beurre
500g de farine / 2 oeufs
1 pincée de sel (sauf si vous avez opté pour du beurre salé....)
Prévoir également de quoi aromatiser les sablés selon les goûts : cannelle, pépites de chocolat, fruits secs ou confits....

Mode d'emploi

- Mélanger les oeufs, le sel et le sucre.
- Ajouter la farine et le beurre.
- Intégrer l'ingrédient « surprise » (au choix).
- Malaxer la pâte avec les mains.
- Étaler la pâte à l'aide d'un rouleau à pâtisserie, après avoir saupoudré de farine le plan de travail.
- Découper toutes sortes de formes fantaisistes en utilisant des emporte-pièces aux motifs de Noël. Des verres de différentes tailles, ou encore un couteau et votre imagination peuvent également faire l'affaire...
- Déposer ensuite les sablés sur du papier cuisson.
- Cuire à four chaud pendant 20 minutes.
- Bien surveiller la cuisson.

Variations et accompagnements

N'hésitez pas à varier les plaisirs en diversifiant les goûts de vos sablés : noix, noix de pécan, chocolat noir ou blanc, ou encore M&M's pour les plus gourmandes...

De couleur brune, la cannelle est surtout utilisée en cuisine comme condiment. Connue pour son arôme, elle se marie particulièrement bien avec la pomme, ou encore le chocolat. On lui reconnaît également des vertus antiseptiques et digestives. Riche en antioxydants, elle serait susceptible de jouer un rôle dans le métabolisme des sucres et des graisses. Sous forme d'huile essentielle, la cannelle a un effet dynamisant sur l'organisme.

Pour vos gâteaux, biscuits, pain et autres gourmandises, préférez la farine bio, bien meilleure pour la protection de votre organisme et de l'environnement, à la farine industrielle. Les produits issus de l'agriculture biologique sont cultivés sans pesticides ni engrais, ce qui permet de préserver l'environnement. La farine bio ne contient pas d'additifs tels que l'acide citrique, et est garantie sans conservateurs : sa saveur est toute autre qu'une farine industrielle.

INFO +

Du bio dans vos rayons...

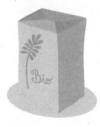

Le coût de ce type de produits peut en décourager plus d'une. Sachez toutefois que de plus en plus de grandes surfaces proposent une gamme de produits issus de l'agriculture biologique à des prix abordables. Ainsi, chez Auchan, vous retrouvez le kilo de farine de blé bio à 0,99 euro, quand un kilo de farine industrielle de marque coûte entre 40 et 70 centimes de plus !

Une assiette de saison

être belle et bio, ça commence bien évidemment dans l'assiette. Il faut manger sain et équilibré, certes, mais aussi manger « saisonnier » ! Rappelez-vous qu'il est préférable, même enceinte, de ne pas craquer sur une tarte aux fraises en plein mois de décembre. Parce que vous ne rentrerez plus dans votre petite robe satinée pour le réveillon ? Non, parce que les fraises auront dû faire un sacré voyage pour venir garnir votre tarte et que votre empreinte écologique, tout comme votre silhouette, risque de s'en trouver passablement alourdie… Alors préférez la tarte aux pommes, aux poires ou aux marrons et œuvrez ainsi en faveur de la biodiversité, de l'agriculture durable, tout en limitant les gaz à effet de serre !

Bon plan

Pour retrouver le goût authentique des produits frais et contribuer à la défense de l'environnement, rien de plus simple : en effet, les Amap (Association pour le maintien de l'agriculture paysanne) créent des partenariats entre les consommateurs et un agriculteur de leur région. Chaque semaine, l'agriculteur propose une sélection de fruits et légumes frais sous la forme d'un panier garni aux consommateurs qui paient un prix, généralement fixé en début d'année, allant de 15 à 25 euros. Ce « contrat » garantit une certaine sécurité financière à l'agriculteur et des produits sains, cultivés dans le respect de la charte des Amap, aux consommateurs, pour un prix raisonnable.

Mes contacts utiles

- www.reseau-amap.org

- www.reseau-amap.org/recherche-amap.php (annuaire des Amap)

- cueillette-a-la-ferme.fr

- www.chapeaudepaille.fr

- www.fruits-legumes.org/calendrier-fruits-legumes

- ....

- ....

- ....

Mes « bio-résolutions »

- Je limite ma consommation de produits surgelés, bien moins savoureux, qui, conservés à -18°, nécessitent beaucoup d'énergie. Par ailleurs, le gaz utilisé pour produire le froid favorise le réchauffement climatique.

- Je consulte la liste des produits de saison avant d'aller faire le marché et je privilégie l'achat de produits frais des producteurs de ma région.

- Je commande mon panier de fruits et légumes bio auprès d'un producteur de ma région via une Amap (annuaire disponible sur internet, voir l'adresse ci-dessus).

- Je planifie une sortie mensuelle à la ferme, plutôt que dans une grande surface, et je m'offre une séance de cueillette en plein air et en bottes en caoutchouc...

- ....

- ....

- ....

Lave-vaisselle
ou gants en caoutchouc ?

Contrairement à ce que l'on croit, laver à la main n'est en rien économique ! Jetez votre éponge et courez choisir le lave-vaisselle qui vous fera faire de substantielles économies : en eau (10 à 20 l par lavage contre 5 à 100 l pour un lavage à la main...), produits et déchets. L'utilisation d'un lave-vaisselle dans chaque foyer français permettrait d'économiser quelque 40 millions de mètres cubes d'eau par an. Toutefois, inutile de choisir un appareil avec une foule d'options fantaisistes, qui alourdirait votre facture d'électricité. Il faut choisir, de préférence, un appareil de classe énergétique A (voire A+), plus « propre ».

En 2011, la nouvelle étiquette énergie devient plus explicite, avec l'affichage du bruit de l'appareil et une nouvelle classe d'efficacité : A+++.

Bon plan

Pour celles qui seraient encore incapables de couper le cordon avec leur éponge double face, il existe quelques astuces pour faire la vaisselle de façon plus écolo. Pour réduire la pollution générée par un lavage manuel, rien ne vaut de concocter son propre liquide vaisselle à base de produits peu coûteux et moins polluants. Voici quelques recettes :

- je mélange, dans une bouteille, 1 cuillère à café de bicarbonate de soude, 1 cuillère à soupe de cristaux de soude, 10 gouttes d'huile essentielle au citron et de l'eau ;
- j'utilise du savon de marseille, du vinaigre blanc ou encore de la cendre, mélangée avec de l'eau, qui fait un très bon dégraissant !

Mes contacts utiles

- C.I.eau (Centre d'information sur l'eau) : www.cieau.com

- Les agences de l'eau : www.lesagencesdeleau.fr

- NF environnement : www.marque-nf.com

- www.equipements-ecologiques.org

- ....

- ....

- ....

- ....

- ....

Mes « bio-résolutions »

- Si je dois continuer à faire ma vaisselle à la main : je ne laisse pas couler l'eau ; je lave du moins sale au plus sale ; j'utilise un bac d'eau pour le lavage et un pour le rinçage.

- J'utilise un liquide vaisselle écolabellisé (produits Rainett ou L'arbre vert, par exemple, qui se trouvent en grande surface...).

- Je zappe la fonction de pré-rinçage sur mon lave-vaisselle.

- ....

- ....

- ....

- ....

Halte au gaspillage d'énergie !

Qu'est-ce qui coûte cher et qu'on gaspille sans même s'en rendre compte ? L'électricité ! En hiver, nous avons la fâcheuse tendance à augmenter le volume des radiateurs et illuminer toutes les pièces. Or, cette énergie coûte cher au porte-monnaie et à la planète. Voici comment alléger un peu la note :

- un degré de moins permet de réduire sa facture de près de 10 %. Il est généralement conseillé de maintenir 17°C dans une chambre et 19°C dans le salon. Attention, une température trop élevée risque de dessécher la peau ;
- opter pour des ampoules basse consommation revient plus cher à l'achat (à partir de 4 euros, tandis qu'on trouve des ampoules classiques à partir de 1 euro). Mais sur le long terme, l'opération est gagnante : ces ampoules durent environ 8 fois plus longtemps, elles permettent d'économiser près de 80 % d'électricité et...elles se recyclent !

Zoom

Depuis le 1er janvier 2011, il est obligatoire de faire figurer le résultat du diagnostic de performance énergétique (DPE) dans chaque annonce de location ou de vente. Il doit permettre au locataire ou à l'acquéreur de prévoir les consommations d'énergie de son futur logement, et ainsi de mieux évaluer ses dépenses énergétiques.

La consommation d'électricité sera ainsi classée de A (logement économe, moins de 50 kWh par m² et par an) à G (logement « énergivore », plus de 450 kWh par m² et par an).

Mes contacts utiles

- Agence de l'Environnement et de la Maîtrise de l'Énergie :
  www.ademe.fr

- Ministère de l'Écologie, du Développement durable, des
  Transports et du Logement : www.developpement-durable.gouv.fr

- Réseau écoconsommation : www.ecoconso.be

- www.univers-nature.com

- ....

  ....

- ....

Mes « bio-résolutions »

- Je ne laisse pas mes appareils en mode veille : certains
  consomment autant d'énergie qu'en mode de fonctionnement !

- Je pense à aérer régulièrement les pièces après avoir éteint
  le chauffage, même et surtout en hiver. Cela permettra ensuite
  à la chaleur de mieux circuler.

- J'essaie de maintenir chaque radiateur à une température
  constante, différente selon les pièces (température moins
  élevée dans la chambre, etc.).

- J'évite d'allumer les lampes inutilement en profitant
  au maximum de la lumière du jour : par exemple, en lisant près
  de la fenêtre.

- ....

- ....

- ....

L'isolation,
y'a que ça de vrai !

Outre le loyer (ou le crédit immobilier...), ce qui coûte cher dans un logement, c'est le chauffage ! Difficile à maîtriser, il semble s'évaporer dans la nature tout en faisant fondre notre budget sans vergogne. Un seul remède à cela : une bonne isolation qui permettra d'éviter au maximum les déperditions de chaleur. Une isolation thermique efficace pourra réduire jusqu'à 60 % votre consommation de chauffage ! En priorité, isolez les combles et la toiture, mais aussi les murs et les parois vitrées.

Pour les murs, par exemple, l'isolation intérieure est moins coûteuse et favorise un chauffage plus rapide du logement. Pour une isolation extérieure, le choix de matériaux écologiques est vaste : bois, perlite, laine de lin ou de mouton, liège, laines minérales, ouate de cellulose...

En s'assurant de la bonne isolation des fenêtres, il est possible d'économiser jusqu'à 8 % d'énergie. Vérifiez l'étanchéité des huisseries et faites poser au besoin du double vitrage. La pose de volets isolants permettra également de limiter les déperditions de chaleur durant l'hiver et de conserver la fraîcheur l'été.

Bon plan

Voici une liste non exhaustive des travaux et équipements justifiant le crédit d'impôt :

- matériaux d'isolation thermique pour les parois opaques : 25 % ;
- matériaux d'isolation thermique pour les parois vitrées : 15 % ;
- appareils de régulation de chauffage (individuels ou collectifs) : 25 %.

Mes contacts utiles

- Pour des informations sur l'énergie, le chauffage et les aides : ADEME : www.ademe.fr

- Agence nationale de l'habitat : www.anah.fr

- www.maison-ecolo.com

- www.impots.gouv.fr (pour obtenir toutes les informations sur les aides, crédits d'impôts...)

- ....

- ....

- ....

- ....

Mes « bio-résolutions »

- Je vérifie qu'il n'y ait pas de courants d'air, notamment en bas des portes.

- Je ferme les volets à la nuit tombée pendant l'hiver, au plus chaud de la journée pendant l'été.

- Je fais poser du double vitrage à mes fenêtres.

- Je fais entretenir régulièrement mon système de chauffage.

- ....

- ....

- ....

- ....

Les déchets : trop, c'est trop !

Chaque Français produit en moyenne près d'1,5 kg de déchets par jour. Adopter le réflexe du tri sélectif en fonction des catégories de déchets (plastique, verre, carton, papier, textile...) doit permettre de mieux en contrôler la production. Une fois recyclés, ces déchets deviennent de nouvelles matières premières et contribuent à économiser l'énergie : 27 bouteilles d'eau équivalent à un pull en laine polaire, et une tonne de plastique recyclé représente une économie de 600 à 800 kg de pétrole brut.

Pour les déchets ménagers (épluchures de fruits et légumes, marc de café...), il est possible de les composter dans un bac prévu à cet effet. Au bout de quelques semaines, vous obtiendrez un excellent engrais. Si vous habitez en appartement, à vous le lombricompostage : ne vous laissez pas rebuter par les vers ! Rappelez-vous que c'est bon pour la planète et vos plantes vertes...

Zoom

La semaine européenne des déchets s'est tenue du 20 au 28 novembre 2010. Son objectif : sensibiliser chaque citoyen à l'urgence de réduire ses déchets (390 kg par an et par personne !) et donner des conseils pour :

- réduire la consommation d'énergies non renouvelables ;
- limiter les gaz à effet de serre (GES) ;
- maîtriser les coûts à la gestion des déchets : collecte, stockage, incinération.

Pour cela, il faut notamment apprendre à mieux acheter (moins d'emballages, plus de vrac...) et moins jeter (troc, compost...).

Mes contacts utiles

- www.reduisonsnosdechets.fr
- www.consoglobe.com
- www2.ademe.fr (cliquer sur l'onglet Déchets)
- www.gullivert-le-guide.com
- ....
- ....
- ....

Mes « bio-résolutions »

- Je privilégie les achats en vrac pour éviter les emballages.

- J'achète des produits rechargeables (savon liquide, piles...).

- Je pratique le tri sélectif grâce aux containers mis à disposition dans ma commune, mon immeuble (plastique/carton/verre/métaux).

- Dans le cadre du tri sélectif, je vide les récipients recyclables que je mets à la poubelle, mais sans les rincer.

- Je pratique le compostage des déchets alimentaires (dans mon jardin ou même en appartement avec un bac à compost).

- Je vends, échange ou donne les vêtements dont je ne me sers plus, au lieu de les jeter.

- Je n'utilise pas de serviettes en papier (une seule met 3 mois à se dégrader), ni de vaisselle jetable.

- ....
- ....
- ....

Une grossesse en mode bio !

Pour une grossesse au top de sa forme, on prend soin de soi, et si possible, le plus naturellement du monde... Qui dit grossesse dit parfois nausées : pour les combattre, il existe des méthodes très naturelles comme l'homéopathie (Ipeca, Nux vomica...), les huiles essentielles (menthe poivrée, citron), ou le gingembre confit et les amandes. N'hésitez pas également à vous enduire de beurre de karité ou d'huile de noyau d'abricot pour bien hydrater le ventre et lutter contre les vergetures ! Côté alimentation, fuyez au maximum les pesticides, auxquels bébé serait exposé via le placenta, en vous nourrissant 100 % bio. Fruits et légumes frais à gogo, mais aussi dattes, noix, œufs, viande rouge, sources de vitamine B9, et des aliments riches en oméga 3 (poissons gras, lin, huile de colza) pour faire le plein d'énergie. Sans manger pour deux, écoutez votre corps, vos envies et surtout faites-vous plaisir !

Zoom

Du verbe grec *haptein*, signifiant « toucher », l'haptonomie est considérée comme la science du toucher qui permet d'établir, pendant la grossesse, un lien de communication entre bébé et ses parents. Cette pratique peut se poursuivre après l'accouchement : elle aide les parents à acquérir la confiance et l'autonomie nécessaires pour accueillir et s'occuper sereinement de leur enfant. L'haptonomie permet aussi au père de jouer pleinement son rôle de soutien pour la mère au moment de l'accouchement.

Mes contacts utiles

Quelques bonnes adresses pour être une future maman bio et fashion :

- www.loulidesbois.fr

- http://lililafait.free.fr

- Programme de coaching pour devenir maman naturellement :
  www.lecoachgrossessebio.com

- Pour des articles, des témoignages de mamans et futures mamans
  bio : www.femininbio.com/maman/grossesse

- Pour des articles, témoignages sur la grossesse, la
  préparation à l'accouchement : www.etreenceinte.com

- ....

- ....

Mes « bio-résolutions »

- Je mange sain et équilibré, et si possible 100 % bio, pour
  retrouver plus rapidement ma ligne de sylphide après
  l'accouchement !

- Je stoppe net ma consommation d'alcool et de tabac ! Rien de
  tel pour détoxifier l'organisme pendant 9 mois.

- Je fais les boutiques pour rester la plus belle en
  choisissant des vêtements en coton biologique et équitable.

- Je m'enduis le corps d'huile végétale, et notamment les fesses, le
  ventre, les hanches et les seins, pour prévenir les vergetures...

- ....

- ....

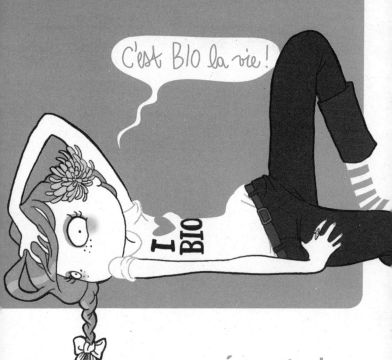

Mon répertoire

MON RÉPERTOIRE

M. / Mme / Mlle ....

☎ ....

.... @ ....

✉ ....

🎂 ....

M. / Mme / Mlle ....

☎ ....

.... @ ....

✉ ....

🎂 ....

M. / Mme / Mlle ....

☎ ....

.... @ ....

✉ ....

🎂 ....

M. / Mme / Mlle ....

☎ ....

.... @ ....

✉ ....

🎂 ....

M. / Mme / Mlle ....

☎ ....

.... @ ....

✉ ....

🎂 ....

M. / Mme / Mlle ....

☎ ....

.... @ ....

✉ ....

🎂 ....

M. / Mme / Mlle ....

☎ ....

.... @ ....

✉ ....

🎂 ....

M. / Mme / Mlle ....

☎ ....

.... @ ....

✉ ....

🎂 ....

M. / Mme / Mlle ....
📞 ....
....
.... @ ....
✉ ....
🎂 ....

M. / Mme / Mlle ....
📞 ....
....
.... @ ....
✉ ....
🎂 ....

M. / Mme / Mlle ....
📞 ....
....
.... @ ....
✉ ....
🎂 ....

M. / Mme / Mlle ....
📞 ....
....
.... @ ....
✉ ....
🎂 ....

M. / Mme / Mlle ....
📞 ....
....
.... @ ....
✉ ....
🎂 ....

M. / Mme / Mlle ....
📞 ....
....
.... @ ....
✉ ....
🎂 ....

M. / Mme / Mlle ....
📞 ....
....
.... @ ....
✉ ....
🎂 ....

M. / Mme / Mlle ....
📞 ....
....
.... @ ....
✉ ....
🎂 ....

M. / Mme / Mlle ....
☎ ....
.... @ ....
✉ ....
🎂 ....

M. / Mme / Mlle ....
☎ ....
.... @ ....
✉ ....
🎂 ....

M. / Mme / Mlle ....
☎ ....
.... @ ....
✉ ....
🎂 ....

M. / Mme / Mlle ....
☎ ....
.... @ ....
✉ ....
🎂 ....

M. / Mme / Mlle ....
☎ ....
.... @ ....
✉ ....
🎂 ....

M. / Mme / Mlle ....
☎ ....
.... @ ....
✉ ....
🎂 ....

M. / Mme / Mlle ....
☎ ....
.... @ ....
✉ ....
🎂 ....

M. / Mme / Mlle ....
☎ ....
.... @ ....
✉ ....
🎂 ....

M. / Mme / Mlle ....

(.....................

.... @ ....

✉ ....

🎂 ....

M. / Mme / Mlle ....

(.....................

.... @ ....

✉ ....

🎂 ....

M. / Mme / Mlle ....

(.....................

.... @ ....

✉ ....

🎂 ....

M. / Mme / Mlle ....

(.....................

.... @ ....

✉ ....

🎂 ....

M. / Mme / Mlle ....

(.....................

.... @ ....

✉ ....

🎂 ....

M. / Mme / Mlle ....

(.....................

.... @ ....

✉ ....

🎂 ....

M. / Mme / Mlle ....

(.....................

.... @ ....

✉ ....

🎂 ....

M. / Mme / Mlle ....

(.....................

.... @ ....

✉ ....

🎂 ....

M. / Mme / Mlle ....

C ....

.... @ ....

✉ ....

🎂 ....

M. / Mme / Mlle ....

C ....

.... @ ....

✉ ....

🎂 ....

M. / Mme / Mlle ....

C ....

.... @ ....

✉ ....

🎂 ....

M. / Mme / Mlle ....

C ....

.... @ ....

✉ ....

🎂 ....

M. / Mme / Mlle ....

C ....

.... @ ....

✉ ....

🎂 ....

M. / Mme / Mlle ....

C ....

.... @ ....

✉ ....

🎂 ....

M. / Mme / Mlle ....

C ....

.... @ ....

✉ ....

🎂 ....

M. / Mme / Mlle ....

C ....

.... @ ....

✉ ....

🎂 ....

M. / Mme / Mlle ....

📞 ....

.... @ ....

✉ ....

🎂 ....

M. / Mme / Mlle ....

📞 ....

.... @ ....

✉ ....

🎂 ....

M. / Mme / Mlle ....

📞 ....

.... @ ....

✉ ....

🎂 ....

M. / Mme / Mlle ....

📞 ....

.... @ ....

✉ ....

🎂 ....

M. / Mme / Mlle ....

📞 ....

.... @ ....

✉ ....

🎂 ....

M. / Mme / Mlle ....

📞 ....

.... @ ....

✉ ....

🎂 ....

M. / Mme / Mlle ....

📞 ....

.... @ ....

✉ ....

🎂 ....

M. / Mme / Mlle ....

📞 ....

.... @ ....

✉ ....

🎂 ....

M. / Mme / Mlle ....

C ....

....

.... @ ....

✉ ....

🎂 ....

M. / Mme / Mlle ....

C ....

....

.... @ ....

✉ ....

🎂 ....

M. / Mme / Mlle ....

C ....

....

.... @ ....

✉ ....

🎂 ....

M. / Mme / Mlle ....

C ....

....

.... @ ....

✉ ....

🎂 ....

M. / Mme / Mlle ....

C ....

....

.... @ ....

✉ ....

🎂 ....

M. / Mme / Mlle ....

C ....

....

.... @ ....

✉ ....

🎂 ....

M. / Mme / Mlle ....

C ....

....

.... @ ....

✉ ....

🎂 ....

M. / Mme / Mlle ....

C ....

....

.... @ ....

✉ ....

🎂 ....

M. / Mme / M^Lle ....

📞 ....

.... @ ....

✉ ....

🎂 ....

M. / Mme / M^Lle ....

📞 ....

.... @ ....

✉ ....

🎂 ....

M. / Mme / M^Lle ....

📞 ....

.... @ ....

✉ ....

🎂 ....

M. / Mme / M^Lle ....

📞 ....

.... @ ....

✉ ....

🎂 ....

M. / Mme / M^Lle ....

📞 ....

.... @ ....

✉ ....

🎂 ....

M. / Mme / M^Lle ....

📞 ....

.... @ ....

✉ ....

🎂 ....

M. / Mme / M^Lle ....

📞 ....

.... @ ....

✉ ....

🎂 ....

M. / Mme / M^Lle ....

📞 ....

.... @ ....

✉ ....

🎂 ....

M. / Mme / Mlle ....

☎ ....

.... @ ....

✉ ....

🎂 ....

M. / Mme / Mlle ....

☎ ....

.... @ ....

✉ ....

🎂 ....

M. / Mme / Mlle ....

☎ ....

.... @ ....

✉ ....

🎂 ....

M. / Mme / Mlle ....

☎ ....

.... @ ....

✉ ....

🎂 ....

M. / Mme / Mlle ....

☎ ....

.... @ ....

✉ ....

🎂 ....

M. / Mme / Mlle ....

☎ ....

.... @ ....

✉ ....

🎂 ....

M. / Mme / Mlle ....

☎ ....

.... @ ....

✉ ....

🎂 ....

M. / Mme / Mlle ....

☎ ....

.... @ ....

✉ ....

🎂 ....

M. / Mme / Mlle ....

℡ ....

.... @ ....

✉ ....

♨ ....

M. / Mme / Mlle ....

℡ ....

.... @ ....

✉ ....

♨ ....

M. / Mme / Mlle ....

....

.... @ ....

✉ ....

♨ ....

M. / Mme / Mlle ....

℡ ....

.... @ ....

✉ ....

♨ ....

M. / Mme / Mlle ....

℡ ....

.... @ ....

✉ ....

♨ ....

M. / Mme / Mlle ....

℡ ....

.... @ ....

✉ ....

♨ ....

M. / Mme / Mlle ....

℡ ....

.... @ ....

✉ ....

♨ ....

M. / Mme / Mlle ....

℡ ....

.... @ ....

✉ ....

♨ ....

Q
R
S
T

M. / Mme / Mlle ....

📞 ....
....
.... @ ....
✉ ....
🎂 ....

M. / Mme / Mlle ....

📞 ....
....
.... @ ....
✉ ....
🎂 ....

M. / Mme / Mlle ....

📞 ....
....
.... @ ....
✉ ....
🎂 ....

M. / Mme / Mlle ....

📞 ....
....
.... @ ....
✉ ....
🎂 ....

M. / Mme / Mlle ....

📞 ....
....
.... @ ....
✉ ....
🎂 ....

M. / Mme / Mlle ....

📞 ....
....
.... @ ....
✉ ....
🎂 ....

M. / Mme / Mlle ....

📞 ....
....
.... @ ....
✉ ....
🎂 ....

M. / Mme / Mlle ....

📞 ....
....
.... @ ....
✉ ....
🎂 ....

M. / Mme / M^Lle ....

C ....

.... @ ....

✉ ....

🎂 ....

M. / Mme / M^Lle ....

C ....

.... @ ....

✉ ....

🎂 ....

M. / Mme / M^Lle ....

C ....

.... @ ....

✉ ....

🎂 ....

M. / Mme / M^Lle ....

C ....

.... @ ....

✉ ....

🎂 ....

M. / Mme / M^Lle ....

C ....

.... @ ....

✉ ....

🎂 ....

M. / Mme / M^Lle ....

C ....

.... @ ....

✉ ....

🎂 ....

M. / Mme / M^Lle ....

C ....

.... @ ....

✉ ....

🎂 ....

M. / Mme / M^Lle ....

C ....

.... @ ....

✉ ....

🎂 ....

U
V
W
X
Y
Z

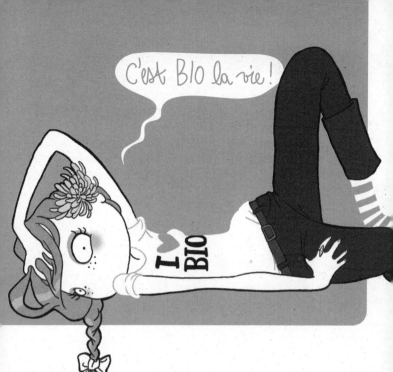

Mon empreinte
éco

Calculer son empreinte écologique revient à évaluer la pression que chacune exerce sur la planète par rapport à ses activités : alimentation, transports, habitat, etc.

En fonction des résultats obtenus, décidez-vous à changer vos habitudes et adoptez les bons gestes pour faire du bien à votre environnement, tout en réalisant de sacrées économies !...

HABITATION

Vous habitez

une maison individuelle	+ 10
une maison mitoyenne	0
un appartement	- 20

Nombre de personnes

1	+ 10
2	+ 5
3	0
4	- 5
5 ou plus	- 10

Votre maison est chauffée

au gaz	0
à l'électricité	+ 10
à l'énergie solaire	- 30

Vous prenez

un bain	+ 10
un bain ou une douche	+ 5
une douche	0

TOTAL 1 : ....

ALIMENTATION

Vous consommez de la viande

1 fois / jour	0
2 fois / jour	+ 40
2 à 3 fois / semaine	- 10
jamais ou quasiment pas	- 20

Vous achetez du poisson ou de la viande surgelée

toujours	+ 10
souvent	0
jamais	- 10

Vous mangez des légumes ou des fruits frais

toujours	+ 10
souvent	0
jamais	- 10

TOTAL 2 :

DÉCHETS

Chaque semaine, vous jetez

1 sac	- 10
2 sacs	0
3 sacs à ordures ou plus	+ 10

Vous triez les déchets

toujours	- 10
souvent	0
rarement	+ 5
jamais	+ 10

TOTAL 3 :

ACHATS

Vous achetez des produits

fabriqués en Europe	- 10
sans prêter attention au lieu de fabrication	0

Au cours de l'année, vous avez acheté des articles à basse consommation (ampoules, électroménager...)

oui	- 10
non	0

TOTAL 4 : ....

DÉPLACEMENTS

Vous vous rendez au travail

en métro, bus ou tramway	- 30
en train	- 30
en voiture	0
à pied ou à vélo	- 50
vous ne travaillez pas	- 50

D'habitude, vous partez en vacances

en voiture ou en avion	0
à pied ou à vélo	- 20

Vous passez vos vacances en Europe

oui	0
non	+ 20

TOTAL 5 : ....

Report des totaux

Total 1 : ....

Total 2 : ....

Total 3 : ....

Total 4 : ....

Total 5 : ....

Total général : ....

Estimation de votre empreinte écologique

Votre total général est	votre empreinte écologique est
inférieur à - 100	inférieure à 4,5 hectares
entre - 100 et - 20	entre 4,5 et 5,4 hectares
entre - 20 et + 20	entre 5,4 et 5,8 hectares
entre + 20 et + 80	entre 5,8 et 6,5 hectares
entre + 80 et + 150	entre 6,5 et 7,5 hectares
supérieur à + 150	supérieure à 7,5 hectares

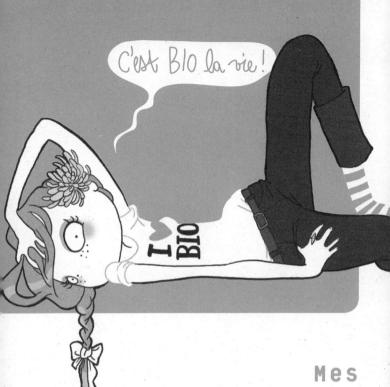

Mes
check-lists

MA CHECK-LIST DE COURSES

épicerie salée

- ☐ steak de soja (sous-vide)
- ☐ raviolis végétaux
- ☐ ratatouille
- ☐ farine (blé, seigle, épeautre, maïs...)
- ☐ galettes de riz / de maïs
- ☐ son d'avoine
- ☐ huile d'olive, de noix, de pépins de raisin, de bourrache, d'arachide...
- ☐ graines germées (haricots mungo, radis, alfalfa, luzerne...)
- ☐ ....
- ☐ ....
- ☐ ....

épicerie sucrée

- ☐ chocolat
- ☐ galettes de riz au chocolat
- ☐ thé
- ☐ tisane
- ☐ sirop d'agave
- ☐ sirop d'érable
- ☐ miel
- ☐ barres de céréales
- ☐ pain d'épice
- ☐ flocons d'avoine
- ☐ ....
- ☐ ....

Produits frais

- ☐ fruits de saison
- ☐ légumes de saison
- ☐ yaourts
- ☐ tofu nature
- ☐ seitan
- ☐ pâtes fraîches
- ☐ galettes de tofu aromatisées
- ☐ poisson
- ☐ viande
- ☐ ....
- ☐ ....

En vrac

- ☐ riz complet
- ☐ pâtes
- ☐ blé
- ☐ millet
- ☐ quinoa
- ☐ lentilles
- ☐ graines de lin
- ☐ graines de courge
- ☐ graines de tournesol
- ☐ café moulu ou en grains
- ☐ biscuits
- ☐ abricots secs
- ☐ dattes
- ☐ noix, noisettes, amandes
- ☐ ....
- ☐ ....

MA CHECK-LIST DE COURSES

épicerie salée

- ☐ steak de soja (sous-vide)
- ☐ raviolis végétaux
- ☐ ratatouille
- ☐ farine (blé, seigle, épeautre, maïs...)
- ☐ galettes de riz / de maïs
- ☐ son d'avoine
- ☐ huile d'olive, de noix, de pépins de raisin, de bourrache, d'arachide...
- ☐ graines germées (haricots mungo, radis, alfalfa, luzerne...)
- ☐ ....
- ☐ ....
- ☐ ....

épicerie sucrée

- ☐ chocolat
- ☐ galettes de riz au chocolat
- ☐ thé
- ☐ tisane
- ☐ sirop d'agave
- ☐ sirop d'érable
- ☐ miel
- ☐ barres de céréales
- ☐ pain d'épice
- ☐ flocons d'avoine
- ☐ ....
- ☐ ....

Produits frais

- ☐ fruits de saison
- ☐ légumes de saison
- ☐ yaourts
- ☐ tofu nature
- ☐ seitan
- ☐ pâtes fraîches
- ☐ galettes de tofu aromatisées
- ☐ poisson
- ☐ viande
- ☐ ....
- ☐ ....

En vrac

- ☐ riz complet
- ☐ pâtes
- ☐ blé
- ☐ millet
- ☐ quinoa
- ☐ lentilles
- ☐ graines de lin
- ☐ graines de courge
- ☐ graines de tournesol
- ☐ café moulu ou en grains
- ☐ biscuits
- ☐ abricots secs
- ☐ dattes
- ☐ noix, noisettes, amandes
- ☐ ....
- ☐ ....

MA CHECK-LIST DE COURSES

épicerie salée

- ☐ steak de soja (sous-vide)
- ☐ raviolis végétaux
- ☐ ratatouille
- ☐ farine (blé, seigle, épeautre, maïs...)
- ☐ galettes de riz / de maïs
- ☐ son d'avoine
- ☐ huile d'olive, de noix, de pépins de raisin, de bourrache, d'arachide...
- ☐ graines germées (haricots mungo, radis, alfalfa, luzerne...)
- ☐ ....
- ☐ ....
- ☐ ....

épicerie sucrée

- ☐ chocolat
- ☐ galettes de riz au chocolat
- ☐ thé
- ☐ tisane
- ☐ sirop d'agave
- ☐ sirop d'érable
- ☐ miel
- ☐ barres de céréales
- ☐ pain d'épice
- ☐ flocons d'avoine
- ☐ ....
- ☐ ....

Produits frais

- ☐ fruits de saison
- ☐ légumes de saison
- ☐ yaourts
- ☐ tofu nature
- ☐ seitan
- ☐ pâtes fraîches
- ☐ galettes de tofu aromatisées
- ☐ poisson
- ☐ viande
- ☐ ....
- ☐ ....

En vrac

- ☐ riz complet
- ☐ pâtes
- ☐ blé
- ☐ millet
- ☐ quinoa
- ☐ lentilles
- ☐ graines de lin
- ☐ graines de courge
- ☐ graines de tournesol
- ☐ café moulu ou en grains
- ☐ biscuits
- ☐ abricots secs
- ☐ dattes
- ☐ noix, noisettes, amandes
- ☐ ....
- ☐ ....

MA CHECK-LIST MAISON

Pour le ménage

- ☐ bicarbonate de soude
- ☐ vinaigre blanc
- ☐ nettoyant multi-usage bio
- ☐ jus de citron
- ☐ huile essentielle de thym
- ☐ savon de Marseille
- ☐ noix de lavage

- ☐ éponge
- ☐ chiffon microfibre
- ☐ ....
- ☐ ....
- ☐ ....
- ☐ ....
- ☐ ....

Pour la salle de bain

- ☐ savon de toilette
- ☐ savon liquide (écorecharge)
- ☐ lessive (écorecharge)
- ☐ pierre d'alun
- ☐ gant ou éponge
- ☐ dentifrice bio et naturel
  (marques : Logona, Lavera,
  Weleda...)

- ☐ ....
- ☐ ....
- ☐ ....
- ☐ ....
- ☐ ....
- ☐ ....
- ☐ ....

Pour le jardin

- ☐ bac à compost
- ☐ cuve pour l'eau de pluie
- ☐ arrosoir
- ☐ marc de café, cendres (pour
  un engrais naturel)
- ☐ savon noir (contre les
  pucerons)
- ☐ nichoir

- ☐ quelques outils
  indispensables (bêche,
  rateau, binette)
- ☐ ....
- ☐ ....
- ☐ ....
- ☐ ....
- ☐ ....

MA CHECK-LIST MAISON

Pour le ménage

- ☐ bicarbonate de soude
- ☐ vinaigre blanc
- ☐ nettoyant multi-usage bio
- ☐ jus de citron
- ☐ huile essentielle de thym
- ☐ savon de Marseille
- ☐ noix de lavage

- ☐ éponge
- ☐ chiffon microfibre
- ☐ ....
- ☐ ....
- ☐ ....
- ☐ ....
- ☐ ....

Pour la salle de bain

- ☐ savon de toilette
- ☐ savon liquide (écorecharge)
- ☐ lessive (écorecharge)
- ☐ pierre d'alun
- ☐ gant ou éponge
- ☐ dentifrice bio et naturel
  (marques : Logona, Lavera,
  Weleda...)

- ☐ ....
- ☐ ....
- ☐ ....
- ☐ ....
- ☐ ....
- ☐ ....
- ☐ ....

Pour le jardin

- ☐ bac à compost
- ☐ cuve pour l'eau de pluie
- ☐ arrosoir
- ☐ marc de café, cendres (pour
  un engrais naturel)
- ☐ savon noir (contre les
  pucerons)
- ☐ nichoir

- ☐ quelques outils
  indispensables (bêche,
  rateau, binette)
- ☐ ....
- ☐ ....
- ☐ ....
- ☐ ....
- ☐ ....

MA CHECK-LIST MAISON

Pour le ménage

- ❑ bicarbonate de soude
- ❑ vinaigre blanc
- ❑ nettoyant multi-usage bio
- ❑ jus de citron
- ❑ huile essentielle de thym
- ❑ savon de Marseille
- ❑ noix de lavage

- ❑ éponge
- ❑ chiffon microfibre
- ❑ ....
- ❑ ....
- ❑ ....
- ❑ ....
- ❑ ....

Pour la salle de bain

- ❑ savon de toilette
- ❑ savon liquide (écorecharge)
- ❑ lessive (écorecharge)
- ❑ pierre d'alun
- ❑ gant ou éponge
- ❑ dentifrice bio et naturel
  (marques : Logona, Lavera,
  Weleda...)

- ❑ ....
- ❑ ....
- ❑ ....
- ❑ ....
- ❑ ....
- ❑ ....
- ❑ ....

Pour le jardin

- ❑ bac à compost
- ❑ cuve pour l'eau de pluie
- ❑ arrosoir
- ❑ marc de café, cendres (pour
  un engrais naturel)
- ❑ savon noir (contre les
  pucerons)
- ❑ nichoir

- ❑ quelques outils
  indispensables (bêche,
  rateau, binette)
- ❑ ....
- ❑ ....
- ❑ ....
- ❑ ....

MA CHECK-LIST MAISON

Pour le ménage

- ❏ bicarbonate de soude
- ❏ vinaigre blanc
- ❏ nettoyant multi-usage bio
- ❏ jus de citron
- ❏ huile essentielle de thym
- ❏ savon de Marseille
- ❏ noix de lavage

- ❏ éponge
- ❏ chiffon microfibre
- ❏ ....
- ❏ ....
- ❏ ....
- ❏ ....
- ❏ ....

Pour la salle de bain

- ❏ savon de toilette
- ❏ savon liquide (écorecharge)
- ❏ lessive (écorecharge)
- ❏ pierre d'alun
- ❏ gant ou éponge
- ❏ dentifrice bio et naturel
  (marques : Logona, Lavera,
  Weleda...)

- ❏ ....
- ❏ ....
- ❏ ....
- ❏ ....
- ❏ ....
- ❏ ....
- ❏ ....
- ❏ ....

Pour le jardin

- ❏ bac à compost
- ❏ cuve pour l'eau de pluie
- ❏ arrosoir
- ❏ marc de café, cendres (pour
  un engrais naturel)
- ❏ savon noir (contre les
  pucerons)
- ❏ nichoir

- ❏ quelques outils
  indispensables (bêche,
  rateau, binette)
- ❏ ....
- ❏ ....
- ❏ ....
- ❏ ....

MA CHECK-LIST BEAUTÉ

POUR ME CONCOCTER UN .... masque hydratant ....

....

Ingrédients :

- ☐ 1 cuillère à café de miel ....
- ☐ 1 cuillère de yaourt (fait maison c'est encore mieux)
- ☐ 1 banane bien mûre (1/3) ....
- ☐ ....
- ☐ ....

Recette : ....

- Mélanger tous les ingrédients.
- Appliquer sur le visage bien nettoyé, en massant
  légèrement afin de faire mieux pénétrer.
- Laisser agir, puis rincer à l'eau claire.

....

....

Temps de pose : 10 minutes ....

C'est bon pour moi :

Les vertus hydratantes, nourrissantes et apaisantes
du miel rendent la peau douce et rayonnante.

MA CHECK-LIST BEAUTÉ

POUR ME CONCOCTER UN ....

....

Ingrédients :

- ☐ ....
- ☐ ....
- ☐ ....
- ☐ ....
- ☐ ....

Recette : ....

....

....

....

....

....

Temps de pose : ....

C'est bon pour moi :

MA CHECK-LIST BEAUTÉ

POUR ME CONCOCTER UN ....

....

Ingrédients :

- ☐ ....
- ☐ ....
- ☐ ....
- ☐ ....
- ☐ ....

Recette : ....

....

....

....

....

....

Temps de pose : ....

C'est bon pour moi :

MA CHECK-LIST BEAUTÉ

POUR ME CONCOCTER UN ....

....

Ingrédients :

- ☐ ....
- ☐ ....
- ☐ ....
- ☐ ....
- ☐ ....

Recette : ....

....

....

....

....

....

Temps de pose : ....

C'est bon pour moi :

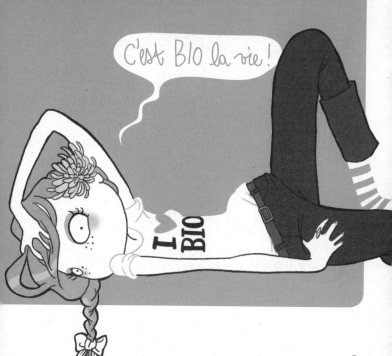

Mes logos à
(re)connaître

Le Label AB est délivré par le ministère de l'Agriculture après déclaration préalable des agriculteurs qui attestent n'utiliser ni engrais ni traitements chimiques dans leurs productions animales ou végétales. Les produits portant ce label doivent contenir au moins 95% d'ingrédients d'origine agrobiologique.

Fondée en 2002, l'association Bio équitable qui a créé ce label, réunit des petites et moyennes entreprises ayant le souci de produire dans le respect d'un développement économique durable. Ce label est reconnu par la DGCCRF à partir d'expertises réalisées par Ecocert.

Créé en 1992, ce label est la certification éco-logique de l'Union européenne. Toutefois ce pic-togramme ne concerne ni les denrées alimentaires, ni les médicaments.

Marque volontaire de certification, NF Environne-ment est délivrée par AFNOR certification. Créée en 1991, elle est la certification écologique officielle française et distingue les produits qui ont un impact réduit sur l'environnement.

Les produits portant le Label éco de la charte Cosmébio contiennent 95% minimum d'ingrédients naturels ou d'origine naturelle, et 50% d'in-grédients biologiques sur le total des ingré-dients végétaux.

Le groupe **BDIH** (fédération de marques pharmaceutiques et d'industries oeuvrant dans le domaine de la santé, de la diététique et des produits d'hygiène) a élaboré un cahier des charges concernant la production de produits de beauté naturels. Les cosmétiques certifiés sont faits à partir de matières premières naturelles, issues de la culture biologique de préférence.

Ecocert est un organisme français de certification reconnu par les pouvoirs publics chargés de la certification cosmétique écologique et biologique. La charte Ecocert concerne les cosmétiques écologiques et biologiques.

Depuis mai 2006, **l'étiquette voiture « Consommation et émission de CO_2 »** est obligatoire. Elle doit permettre à chaque acheteur d'être informé des émissions de CO_2 (principal gaz à effet de serre responsable du changement climatique) du véhicule.

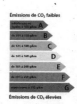

Émissions de CO_2 faibles

inférieur ou égale à 100 g/km	A
de 101 à 120 g/km	B
de 121 à 140 g/km	C
de 141 à 160 g/km	D
de 161 à 200 g/km	E
de 201 à 250 g/km	F
supérieur à 250 g/km	G

Émissions de CO_2 élevées

Le Point Vert, qui figure sur 95% de nos emballages, signifie que le fabriquant est partenaire du programme français de valorisation des emballages ménagers. Toutefois, les emballages portant ce label ne sont pas tous recyclables.

La **« boucle de Möbius »** signifie que le produit ou l'emballage est recyclable, mais pas forcément qu'il sera effectivement recyclé.

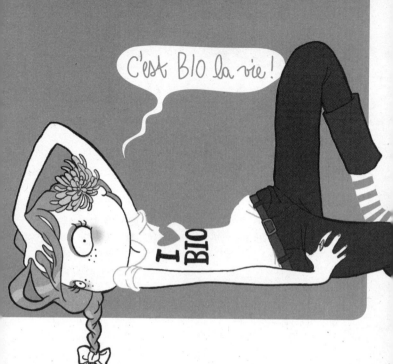

C'est BIO la vie !

I ♥ BIO

Mon lexique
bio

Classe énergétique

Information délivrée par l'étiquette-énergie (cf. définition ci-dessous) par un code couleur associé à une lettre (de A+++ à G), qui indique la consommation d'énergie d'un appareil électroménager.

Compostage

Processus de transformation et valorisation des matières organiques par décomposition et fermentation. La matière ainsi obtenue (engrais, compost) permet de fertiliser les sols.

Développement durable

Mode de développement économique dont l'objectif est de concilier préservation de l'environnement et croissance économique. Selon la Commission mondiale sur l'environnement et le développement (rapport Brundtland, 1987), le développement durable est « un développement qui répond aux besoins des générations du présent sans compromettre la capacité des générations futures à répondre aux leurs ».

écolabel

Label qui distingue les produits ayant une garantie écologique et répondant, de ce fait, à un cahier des charges exigeant. Cette garantie porte sur le respect de l'environnement et la qualité du produit à l'usage. Il en existe pour les produits ménagers (écolabel européen, NF Environnement...), les cosmétiques (Cosmébio, charte BDIH...), etc.

éco-recharge

Recharge pour les produits ménagers (lessive, savon liquide...) en emballage réduit.

écotourisme

Forme de tourisme axé sur la découverte de la nature, dans le respect de l'environnement et de la culture locale.

empreinte écologique

Système permettant de calculer son impact sur l'environnement et la pression de ses activités (alimentation, déplacements...) sur la planète et les écosystèmes. Elle se calcule en hectare/individu. La préservation de la planète passe par la réduction de l'empreinte carbonique de chaque citoyen.

énergies renouvelables

Sources d'énergie inépuisables et non polluantes comme l'énergie solaire, éolienne, hydroélectrique, mais aussi la géothermie (utilisation de la chaleur issue des profondeurs de la terre) ou l'énergie marémotrice (provenant de la force des marées).

étiquette énergie

Vignette affichée sur les appareils électroménagers et les ampoules qui informe de la consommation d'énergie des produits, signale les plus économes et donne des précisions sur les performances des différents appareils en matière de lavage, essorage, consommation d'eau...

Gaz à effet de serre (GES)

Composés chimiques contenus dans l'atmosphère, qui retiennent une partie de la chaleur solaire. Les principaux sont le dioxyde de carbone et le gaz carbonique.

Grenelle de l'environnement

Ensemble de rencontres politiques organisées en France en octobre 2007, avec pour objectif de prendre des décisions en matière d'environnement et de développement durable. Ces débats ont eu pour principaux thèmes : la restauration de la biodiversité, la diminution des émissions de gaz à effet de serre et l'optimisation des dépenses énergétiques. Le nom de « Grenelle » fait référence aux accords de Grenelle négociés en pleine crise de mai 68.

Recyclage

Procédé de traitement des déchets permettant de réintroduire des matériaux composant un produit arrivé en fin de vie dans le cycle de production d'un produit similaire. Par exemple, le recyclage du verre de bouteilles usagées permet de fabriquer des bouteilles neuves. Sur un plan environnemental, le recyclage permet donc de réduire le volume des déchets et de préserver les ressources naturelles.

Tri sélectif

Procédé qui consiste à séparer et récupérer les déchets selon leur nature (verre, plastique, carton...) afin d'éviter leur destruction par incinération ou leur abandon dans une décharge. Grâce au tri, on peut donner à ces déchets une seconde vie en les réintroduisant dans le cycle de production de nouveaux produits. Pratiquer le tri sélectif, expression redondante remplacée de nos jours par « collecte sélective des déchets » ou « tri écologique des déchets », permet aussi de réduire son empreinte écologique.

DANS LA MÊME COLLECTION :

Mon carnet de bord
parce qu'on est toutes overbookées

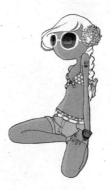

© GROUPE STUDYRAMA-VOCATIS
34/38 rue Camille Pelletan
92309 Levallois-Perret cedex

Imprimerie France Quercy – N° d'impression : 10506
Imprimé en France - 2ᵉ trimestre 2011

Service éditorial
Marjorie Champetier, Elsa Goisnard,
Pascal Julie, Deborah Lopez, Marie Tourat

Fabrication
Gaëlle Lemarchand

Illustrations
© Emma Tissier
Conception graphique et maquette
© Julie Fanjeaux

Dépôt légal à parution
ISBN 978-2-7590-1101-8

Imprimé sur du papier recyclé

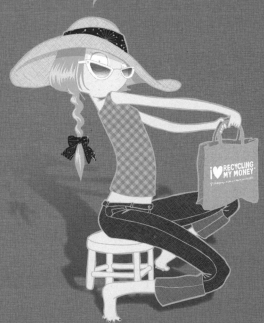

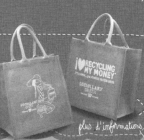